FILIPPO RISPOLI

MAI PIÙ DIETA!

**L'Unico Sistema In 10 Punti Per Perdere
I Kg Di Troppo Senza Pesare Il Cibo,
Senza Contare Le Calorie E Senza Privarti
Dei Piaceri Della Tavola**

Titolo

"MAI PIÙ DIETA!"

Autore

Filippo Rispoli

Editore

Bruno Editore

Sito internet

http://www.brunoeditore.it

Sommario

Prefazione
(a cura di Alfio Bardolla)

Oggi in Italia l'argomento dieta, peso, dimagrimento e soprattutto grasso prende sempre più spazio tra la tv e i settimanali. Sempre più persone sono in sovrappeso e specialmente le ultime generazioni soffrono la pressione considerevole del cibo spazzatura che, se gestito male, porta inesorabilmente a un aumento di peso.

Tutta questa gente ricerca tra gli esperti del settore la pillola magica, o l'ultimo ritrovato in fatto di diete, che possa arginare definitivamente lo spostamento verso destra dell'ago della bilancia.

Questo discorso va da chi ha qualche chilo di troppo a chi crede di non avere comportamenti idonei per sé stesso e verso i propri figli e parenti.

Leggendo queste pagine, ognuno può capire di avere tutte le carte in regola per eliminare eventuali comportamenti limitanti e arginare l'aumento di peso. Ho notato anche come Rispoli abbia applicato i modelli di pensiero, che io propongo in ambito finanziario, al campo alimentare e nutrizionale, con risultati incredibili.

È un manuale semplice che prima scoperchia le tue limitazioni e, assunta la responsabilità della tua vita, permette di riprogrammare le tue abitudini alimentari senza renderle restrittive e pesanti.

Quello che dico sempre è: segui, ascolta e impara da chi c'è già riuscito con ottimi risultati. Sono convinto che affronterai un bel viaggio introspettivo e rimarrai sorpreso nell'apprendere certe direttive. E se alla fine del libro le seguirai, sarà più semplice vedere dei risultati.

Alfio Bardolla

Introduzione

Ricordo molto bene tutte le volte che la primavera faceva capolino all'inverno e i primi caldi, accerchiati dai raggi solari, si affacciavano nelle mie mattinate.

Ricordo questo fino a quando, ancora, non andavo a scuola ma piagnucolavo per non andare all'asilo.

Il motivo però dei lamenti con i primi caldi non era il distacco familiare, bensì la consapevolezza di non potermi più coprire con mille maglioni e magliette, con cui nella mia testa tentavo invano di nascondere i chili di troppo, con risultato ovviamente disastroso.

Da sempre mi sono sentito grasso, da sempre mi sono visto grasso, da sempre sono stato grasso.

La bilancia, alla tenera età di 8 anni, segnava 63 chili! Ricordo questo particolare per via dei dosaggi dei medicinali che non potevano essere più da bambino da parecchi chili.

La cosa strana era che da una parte non facevo nulla per ovviare a questa mia mancanza data dal sovrappeso, dall'altra però avevo un barlume di speranza di migliorare, un giorno, forse, chissà.

Ripensando ora a quei momenti sono sicuro che la parte più brutta non fosse la mia condizione, quanto l'immagine che le persone stesse si erano fatte di me. Ero per tutti quello grasso.

Di norma succede che le persone intorno a noi si facciano un'idea di chi siamo e di cosa facciamo abitualmente, e che, man mano che noi cambiamo, magari anche in modo radicale, gli altri rimangano sbalorditi e non accolgano positivamente la novità, provando addirittura una certa inquietudine.

Dico queste parole perché nel momento molto duro, molto freddo, molto solo del mio cambiamento a 14 anni, mi sarei aspettato, con tutta l'ingenuità di un ragazzino, che proprio le persone più vicine a me, mi sarebbero state accanto in questo cambiamento.

Ovviamente ciò non accadde e tutto lasciò spazio invece a uno spostamento di barometro nei miei confronti, non capendo più chi io fossi. Come se Filippo Rispoli non fosse più Filippo Rispoli (quello grasso) ma una nuova persona, che chissà ora cosa si era messa in testa.

Spesso quando quel che ci opprime se ne va e lascia spazio a una terra incolta, la prima passione forte che va a sostituire il buono degli anni precedenti prende spazio come una pianta rampicante in poco tempo.

Per me era qualcosa di travolgente, si chiamava e si chiama tuttora fitness, benessere, senso del bello, stare bene con sé stessi. Come un tumulto è arrivata in me questa nuova passione, ma ahimè non ero pronto a un cambiamento così repentino.

Gli anni adolescenziali sono stati caratterizzati da gravi disturbi alimentari, piccoli casi di bulimia e un senso perenne di inadeguatezza, che mi portava a essere molto bello fuori ma poco sano dentro.

Non rinnego nulla del mio passato, semplicemente perché non ho possibilità di cancellarlo. Ho avuto anche un trascorso agonistico, ricchissimo di soddisfazioni, che mi ha portato più volte a essere campione italiano juniores nel bodybuilding.

Ciò che mi ha sempre tenuto alla larga da questo mondo sono le mie convinzioni, del tutto diverse, che mi hanno portato a voler conseguire dopo il diploma e gli studi di giurisprudenza una laurea in naturopatia con specializzazione in cibo e nutrizione.

Il perché di questa scelta è presto detto: volevo semplicemente essere di aiuto a tutte quelle persone che come me avessero avuto e attraversato un brutto periodo, che poteva aver lasciato macerie così grandi da compensare con il cibo.

In quegli anni di scoperta, in quegli anni di rinascita la mia tesi basata sulle patologie alimentari mi ha permesso di incontrare decine e decine di persone che purtroppo avevano tutti sintomi più o meno conclamati di situazioni che conoscevo molto bene.

Vedevo le casistiche, le criticità, possedevo la soluzione perché studiata e perché provata su di me, ma ancora qualcosa mancava.

Qualcosa per definire ogni persona che si interfacciasse con me, un caso positivo che ancora non sapeva di esserlo.

Perciò ho creato in tutti questi anni un metodo che non si basasse solamente sulla scienza, ma si concentrasse partendo proprio da ciò che è verificato dalla persona, dalle sue emozioni e dalle sue difficoltà esterne di ogni giorno.

Volevo e voglio dimostrare tuttora che nonostante sì io abbia avuto un passato da obeso, nonostante sì abbia un lavoro veramente appagante ma di grande responsabilità che porta via molto tempo, nonostante io abbia due splendidi figli che come è giusto reclamano il papà per molte ore al giorno, sia possibile avere un fisico magro e tonico senza effetti yo-yo.

Ripensando a questo mio cammino di vita mi sembra di aver vissuto decine di situazioni particolari, molto diverse da qualunque mio coetaneo, che però mi hanno donato un bagaglio culturale ed emozionale tale da riuscire a portare a compimento il mio ruolo.

Semplicemente amo aiutare le persone a perdere peso senza riprenderlo mai più in seguito, nonostante gli sforzi già fatti, nonostante debbano di nuovo partire da zero, senza mai più mettere la dieta al centro della loro giornata.

So benissimo che ti hanno sempre detto che devi soffrire, che devi stare a dieta, che devi stare male e non pensare; voglio dirti che dimagrire è facile e lo si può fare sempre con il sorriso, ma partire già con le basi di una sofferenza pone il tuo cervello e il tuo inconscio in una posizione di protezione verso il "pain" che fa sì che giustamente tu voglia evitarlo, anche se questo rischierà di non farti raggiungere l'obiettivo.

Per questo non puoi fare affidamento solo sulla tua motivazione, ma devi sempre legare tutto a uno scopo forte, oltre che al percorso di qualcuno che abbia le carte in regola per parlare, ma che soprattutto lo abbia già dimostrato e su sé stesso abbia fatto tutte le prove possibili senza fare di te una cavia pagante.

Ecco perché il tuo compito ora è questo: lascia da parte tutto ciò che ti hanno sempre detto, tutto ciò che ti hanno costretto ad accettare, e tutti i dogmi a cui ti hanno fatto sottostare, rinunciando ogni giorno alla convinzione di poter riuscire nel tuo intento anche se hai famiglia, anche se hai un lavoro stressante, anche se hai sempre fallito.

È normale che sia successo così, nessuno ti ha messo nelle condizioni di poter cambiare e vedere le cose in maniera differente.

Per tale motivo ho creato questo libro, che possa essere di aiuto in qualunque momento, rompendo i dogmi stupidi e offrendo una soluzione garantita al tuo successo.

So bene che ne hai sentite tante e tutto questo suona come l'ennesima promessa, io stesso la penserei così e decine di miei pazienti hanno detto la stessa cosa prima di iniziare.

Per questo motivo, conscio del mio messaggio efficace, mi scaglio ogni giorno con forza per te contro chiunque ti abbia fatto perdere soldi e tempo in programmi destinati all'Armageddon ancora prima d'incominciare.

Capirai da subito chi ha lucrato con dolo alle tue spalle sapendo di farlo, ma ti prego, lascia da parte la rabbia e trasforma tutto in rivalsa per te e per chi ti vuole bene.

Allacciati le cinture, si parte!

Capitolo 1:
Come sviluppare un mindset di successo

Questo mi induce a introdurti nel presente racconto pieno di ostacoli, che però ti porterà finalmente a perdere tutti i tuoi chili di troppo senza mai mettere più il fitness al centro della tua vita.

Lascia che ti dica brevemente perché sono qui, con la pretesa di aiutarti finalmente a trovare la tua versione migliore, senza che tu ti debba sentire ancora una volta in difetto nel desiderare di più dopo i tanti fallimenti.

Prima di tutto voglio ricordarti che ti meriti solamente il meglio, anche se sei nella condizione in cui mi trovavo io anni fa, e farai sicuramente fatica a crederlo.

Non sono stato sempre magro e tonico, senza che la forma fisica fosse un problema per me. Ma ciò che voglio dirti ora è che da sempre mi occupo di fitness e di alimentazione, però mai avrei creduto anni fa che questa sarebbe diventata la mia professione prima e il mio lavoro dopo, con dei dipendenti e dei collaboratori.

Non sarei qui senza i miei primi studenti, che dieci anni fa mi hanno spinto e condotto verso la stesura di questo libro e verso tutto quel che faccio ogni giorno. Era forse destino che fossi qui e inciampassi, quasi distratto, nella scoperta che mi ha cambiato la vita.

Sono sicuramente in debito con il destino, e per questo motivo pretendo di arrivarti direttamente in testa con quel pizzico di arroganza di coloro i quali sanno che possono veramente aiutare qualcuno, ma conoscono il giusto grado di diffidenza. Sembra quasi di vederti.

Hai un lavoro che ti fagocita completamente la giornata, ti piace divertirti, ami le relazioni con gli altri, studi e leggi quasi di nascosto ogni cosa riguardi l'alimentazione e la nutrizione, sei su internet la maggior parte del tempo con il tuo smartphone e non fai altro che sospirare quando quel corpo da modello ti appare nello schermo.

Le hai già provate tutte e oramai stai per gettare la spugna, la quale, ti assicuro, non toccherà mai il tappeto del ring. Ricorda, che "è finita" si dice solo alla fine… Ancora un round.

Mettiti comodo, lascia ogni convinzione da parte e immergiti in questo racconto, che prima ti sconvolgerà, ma ti assicuro che verso la fine della narrazione ti aprirà le porte su ciò che da troppi anni stai cercando.

Scrivo questo testo per raccontarti e raccontarmi ancora una volta un percorso a ostacoli, che mi ha portato fino a oggi, conscio di riuscire a mantenere la mia miglior versione senza dover sottostare a inutili dogmi e dover essere obbligato ad accettare regole che non mi appartengono.

Facciamo entrambi un passo indietro, concedimelo. Sono nato sottopeso in una giornata afosa di agosto, dopo che nell'ultimo mese di vita il cordone ombelicale mi aveva impedito di alimentarmi correttamente.

Sono strasicuro che proprio questo fattore ha fatto sì che già nei primi giorni e settimane di vita il cibo per me divenisse immediatamente una vera e propria ossessione.

Nel mio primo anno di vita avevo recuperato ciò che mi era stato tolto coattivamente nella pancia di mia madre e con gli interessi avevo già messo le basi per una vita fanciullesca piena di insicurezze, date dalla mia stazza, ben oltre l'over size. Sessantatré chili denunciava senza sconti la bilancia, in una mia visita dal pediatra a soli 8 anni.

Ricordo come fosse ieri quella sensazione mista tra stupore, imbarazzo, ma anche quel senso di menefreghismo che faceva sì che a ogni monito per dimagrire reagissi con un rifiuto latente, che mi portava a mangiare ancora di più.

Nessuno mi comprendeva veramente, venivo giudicato anche se non facevo nulla, perché questa condizione non cambiasse. L'età della pubertà ha segnato le difficoltà più grosse. L'età in cui tutto cambia e il tuo corpo ti traghetta verso la maturità.

Allo specchio ogni mattina vedevo un bambino grasso, al quale nessuno avrebbe dato due centesimi per il suo futuro. Vivevo molto male la mia situazione e solo uno schiaffo della vita fece sì che mi toccasse nel punto più interno del mio orgoglio e che il cambiamento iniziasse.

La presa in giro comune nel primo giorno di superiori mi ha lasciato un segno indelebile che fortunatamente ha scatenato nel mio intimo un desiderio di cambiare e una voglia sovrumana che tutto potesse mutare.

Immagina in questo momento: primo giorno, in un ambiente nuovo con moltissimi ragazzi più grandi di te, la voglia di passare completamente inosservati, la speranza che prima o poi tutto sarebbe andato per il meglio e la doccia gelata nel venire bullizzato davanti a tutti, evento che mi lasciò un segno indelebile.

Non era solo un fattore estetico, vivevo male le mie giornate. Uscire era fuori questione, vestirmi era penoso, incontrare gente era imbarazzante, più mangiavo e più cercavo di nascondermi, con il risultato totalmente opposto.

Per questo motivo, in uno dei miei giorni più importanti, ho capito tutti i passi che mi avevano portato a quel risultato.

Mi sono laureato in scienze naturopatiche con specializzazione in cibo e nutrizione. Il percorso per arrivarci è stato duro e pieno di ostacoli, i quali non hanno fatto altro che affinare la mia voglia di rivincita e spingermi a trovare soluzioni che non mi ponessero su un piano di onnipotenza nei confronti della persona che deve perdere peso.

Tutto ciò è sempre stato legato a delle patologie alimentari, dalle più dure alle più lievi e tutto questo ha sempre fatto parte del mio mondo.

Anni lunghi e difficili, durante i quali ho seguito decine e centinaia, e poi migliaia di persone, smettendo di basarmi su quello che ogni giorno ti costringono a sopportare, e ricordando quando nessuno manteneva le promesse sull'efficacia di una dieta e nulla cambiava.

Se anche tu avessi continuato con lo stesso percorso niente sarebbe cambiato. In tutto ciò che faccio i miei valori principali vengono a galla.

Valori in cui l'impegno e la costanza la fanno da padrone, ma nei quali qualcuno ti deve traghettare e non è sempre colpa nostra se non riusciamo ad arrivare ai nostri obiettivi. Nessuno ci permette di avere binari efficaci e incisivi per il raggiungimento del risultato.

Nessuno ci guida, tutti ci giudicano, e nessuno comprende veramente ciò che abbiamo nel profondo. Per tutti questi motivi, ciò che ti voglio raccontare ora è difficile da accettare, veramente duro da scoprire, e il fatto che tu in questo momento sia da questa parte della barricata e stia leggendo queste pagine fa di te una persona veramente di livello. Ricorda: tutte le persone sbagliano.

Mindset: ora voglio parlarti di alcune statistiche, le quali sono incontrovertibili. Il 99% delle persone non migliora laddove si pone un obiettivo con caratteristiche che abbiamo già visto.

Problema-motivazione-soluzione: noi tutti vorremmo o crediamo di voler cambiare e arrivare in cima a montagne mai scalate, ma siamo contornati da persone mediocri che ci limitano.

Non è arroganza, ma la verità dei fatti. Specialmente le donne, che sono più affabili, ma anche noi uomini per "politically correct" giustifichiamo questa situazione, dandoci come risposta che è normale non riuscire nei nostri intenti.

Ti voglio chiedere questo, che veramente è poco compreso, ma cambia totalmente lo stato delle cose: È ovvio cambiare decisione ogni due minuti, andare di palo in frasca non arrivando mai da nessuna parte avendo l'arte del rimandino, di fare le cose domani, non oggi?

È ovvio essere infelici e accettare questa condizione solamente perché siamo circondati da mediocri? È ovvio non cambiare mai? È ovvio non sperare niente di meglio di quello che abbiamo? Non ti senti un po' preso in giro da tutto il sistema?

Ti starai chiedendo: ma io devo dimagrire, che mi importa di mettermi contro l'intero universo? Ti capisco, lo ammetto, tu vorresti andare contro corrente avendo risultati, ma con tutti che ti dicono "bravo, sei un grande, sei un vero mito". Lascia che ti svegli subito. Questo non accadrà mai.

Facendo sempre diete su diete, nell'inconscio vorrai cambiare e andare controcorrente, ma alla fine farai esattamente quello che fanno gli altri, quindi avrai i medesimi risultati. Evito di scriverti quali saranno. Perché succede questo? Perché hai paura di rimanere solo, di ricevere veramente quel cambiamento che chiedi.

Avere un obiettivo chiaro, andare avanti nonostante le avversità è molto difficile. Proprio per questa situazione, visto che sono riuscito a cambiare la mia situazione, credo di avere una visione chiara e limpida della situazione, proprio perché ho visto e sperimentato entrambe le facce della luna.

Se il 99% delle diete fallisce, il problema è in quei piani nutrizionali o nelle persone stesse? Ovviamente il problema siamo noi. Quindi, per non continuare a dare sentenze inutili, scopriamo insieme come aggirare l'ostacolo e cambiare poco a poco noi stessi e trovare un altro modo, completamente nuovo, per alimentarci.

Ti ricordo che l'80% è solamente tecnica, il solo 20% è determinato da quali strumenti usiamo. Sono sicuro tu voglia provarci insieme a me, altrimenti non saresti qui a leggere tali parole.

Nel prossimo capitolo ti voglio dare un altro spunto per aiutarti a produrre in te pensieri positivi e motivanti. Come ti hanno soggiogato?

Le credenze… Noi tutti, anche tu quindi, abbiamo credenze su ogni cosa. Crediamo, ma non sappiamo, non pensiamo ma immaginiamo e, come si sa, pochi hanno il dono di prevedere gli avvenimenti, quindi spesso… sbagliamo.

Le credenze sbagliate e non supportate da nulla di incontrovertibile generano convinzioni limitanti, cioè stati d'animo non performanti verso il nostro obiettivo. Ricordiamoci che dobbiamo sempre spostarci da un punto "A" a un punto "B", quindi già dobbiamo compiere un'azione fuori dai nostri schemi.

Farlo con il freno a mano tirato non mi sembra la cosa migliore.

Le credenze ci danno una sensazione di certezza, poco ci importa realmente se siano vere o false, per coerenza verso noi stessi e riprova sociale le avvaloriamo.

Possedere quindi credenze sbagliate, aventi per oggetto qualunque discorso sulla dieta, su chi fa le diete, su chi ha un bel fisico o chi non lo ha, ha già determinato il nostro risultato di oggi, avendo agito nella nostra parte inconscia.

Che pensieri nutri sulle diete, sui carboidrati, su chi le pratica? Pensi che chi ha un gran fisico sia un pallone gonfiato e che se la tiri? Non penso che tu voglia essere un pallone gonfiato, ma che magari voglia essere fiero – com'è giusto che sia – del tuo fisico, e quindi come vedi la tua parte inconscia e quella conscia non collimano e il gioco è fatto, non hai risultati.

Insomma, che credenze hai? Che stati d'animo ti provocano, che convinzioni hai? Queste generano delle aspettative, che si trasformano in azioni pratiche che genereranno risultati. Se hai convinzioni limitanti perché pensi non si possa essere belli e tonici, che tu non possa esserlo e che per la tua vita sia impossibile, avrai aspettative limitanti che ti faranno fare azioni non sufficienti, e quindi avrai risultati mediocri e scarsi.

Ti ricorda qualcosa immagino, vero? Pensa bene a che credenze hai, e se hai qualcosa che ti limita fai un'autoanalisi e scoprirai che non lo sai veramente, e che magari avrai avuto uno o due esempi negativi che determinano i tuoi risultati.

Perché dico che la parte inconscia domina? Perché determina il 95% della nostra mente, solo il 5% determina la parte conscia. Ergo, se abbiamo un inconscio in linea con ciò che visualizziamo, con ciò di cui parliamo, con ciò che facciamo, avremo un inconscio che determina i nostri risultati.

Quello che voglio assolutamente farti capire è che i tuoi risultati odierni sono figli dei tuoi modelli di subconscio passati che stanno determinando ciò che vedi concretizzarsi oggi. Abbiamo capito che la motivazione non conta ma ciò che credi di controllare fa fede solo al 5% e di norma per la maggior parte del tempo tu stesso vai con il pilota automatico che ti riporta verso quei lidi dai quali tu vorresti scappare ma che sono figli di esperienze passate tanto interiori quanto esterne.

Attenzione: pensieri, azioni, risultati. Continui a pensare giusto con i paradigmi sbagliati e quindi fallisci. Pensieri, azioni, risultati. Ma non è colpa tua e soprattutto si può invertire questo trend vizioso.

Capirai dal presente libro come tutto ciò che è scritto sia figlio di questa parte, nulla può prescindere da questa situazione altrimenti tutto ciò che viene dopo sarà solo figlio di scopi perdenti.

Noi diamo vita a un pensiero, accettiamo o rifiutiamo attraverso il nostro conscio che però conta ben poco, mentre con i nostri modelli di subconscio possiamo solo accettare la realtà che sarà figlia di paradigmi spesso sbagliati. Noi non indirizziamo mai la macchina.

Abbiamo il tragitto stabilito per i nostri modelli di subconscio. Nel momento in cui deviamo dai nostri modelli attraverso i risultati che otteniamo veniamo riportati in rotta tramite il nostro subconscio.

Quindi riesci a renderti subito conto che ogni qual volta ti imponi, in realtà stai solamente facendo una fatica priva di senso, vendendo il tuo tempo e alla fine scavando una fossa inesorabile al tuo prossimo fallimento.

Se sei tarato sul livello di fitness e capisci di non essere in forma, ti attivi con motivazione per reagire, ma appena vai sopra la tua bussola ti riporta giù perché sei tarato, quindi attivi i modelli di subconscio e ingrasserai di nuovo.

Esempio personale. Credi che chi ha un bel fisico se la tiri? Difficile che la tua personalità ti porti ad essere quel tipo di persona, quindi sei molto vicino al prossimo fallimento. Dovresti capire insieme a me, ora, quali sono i tuoi modelli di subconscio che ti stanno limitando e indirizzando in questo momento con un pilota automatico che non puoi né vedere né toccare né controllare ma solo sostituire.

Devi modificare i comportamenti e non cambiare la parte conscia: tramite la ripetizione possiamo fare tutto ciò che vogliamo, riuscendo a penetrare nella parte inconscia.

Ecco perché questo è l'unico metodo che ti farà compiere azioni non solo giuste scientificamente ma che ti offriranno il tappeto rosso tanto sospirato verso la tua realizzazione.

Ciò che vorrei che tu capissi subito è che chiunque abbia un'opinione non avvalorata da una tesi che sia dimostrabile o che abbia fatto eseguire anche ad altri in più situazioni esterne non conta proprio nulla. Gli altri non sono così bravi come pensi e quindi la loro opinione non conta o conta in maniera relativa.

Quindi tutto ciò che ti serve è:
- una leva
- un effetto moltiplicatore sul tempo.

Per la prima questione capirai tutto più avanti mentre per il tempo, avendo eseguito tutti i miei passaggi, non farai più il gambero muovendoti all'indietro, ma darai spazio al subconscio per acquisire nuove abilità che in modo semi-automatico saranno per te una nuova fonte per la tua realizzazione.

Cosa vuole trasmetterti il presente libro? Queste poche parole vogliono farti smettere di pensare solo alle teorie da bar, ma aiutarti a capire finalmente che tu sei solo il risultato di quello che hai fatto, e di ciò che farai in futuro. Capisco che possa apparirti molto semplicistico e ovvio, ma ti assicuro che non lo è.

Per farti avere, fin da domani mattina, una nuova speranza che giorno dopo giorno si trasformi in una vera e propria certezza. Per farti capire il mio metodo, non direttamente creato da un mero discorso di nutrizione e fabbisogno.

Mi chiedo spesso, e penso tu lo abbia pensato: abbiamo tutte le informazioni possibili in rete e nei libri, perché ancora non siamo arrivati al nostro obiettivo?

Perché quindi sei ancora in sovrappeso? Perché avendo tutto fruibile, ancora non cali? Perché non sei ancora magro? Perché quella maledetta bilancia recita ogni mattina un sermone che non ci piace?

Ti ricordo che al nostro corpo non interessa essere come tu pensi di voler diventare, ma interessa stare in salute facendo meno fatica possibile con il giusto grasso, per esercitare le funzioni che gli diciamo di fare. Detto in termini più tecnici: essere in "set point".

Capendo subito questo concetto, ci mettiamo nell'ordine di idee di comprendere meglio tutto ciò che andrò a descrivere in seguito.

Immagino che tu ne abbia provate molte, tante formule magiche che ti promettevano l'Eldorado, che però alla fine ti hanno lasciato con del carbone in mano, e non era neanche il 6 gennaio. Ecco perché hai fallito. Mi spiace dover essere il primo a dirti queste cose, ma qualcuno doveva pure avere questo onere.

Hai sempre seguito una dieta, cioè un'esercitazione su cosa, quanto e come mangiare, senza capire il vero senso della nutrizione. Dobbiamo capire subito che, oggettivamente, tutte le diete e le formule magiche funzionano nel breve periodo.

Quello che non ci dicono è che ci provocano solo grande arrabbiatura, perché consciamente sappiamo quello che dovremmo o che non dovremmo fare ma, così facendo, saremo sempre inconsciamente tentati di tornare alle nostre vecchie abitudini per un forte senso di insoddisfazione.

Quante volte ti è capitato di pensare: so molto bene cosa dovrei o non dovrei fare, ma dopo una giornata stressante in maniera compulsiva mi fiondo sul primo profitterol disponibile, invece che armarmi di pazienza e cucinare qualcosa di più sano.

Soffrire non piace a nessuno ed è per questo che dopo qualche tempo torniamo allo stato di partenza. Non mi credi? Io stesso, per anni, ti assicuro che le ho provate tutte e se ripenso a tutto ciò che ho fatto, sono nel bel mezzo di un misto tra risata compulsiva e vero dramma.

Pensa a quel tuo amico che contentissimo ti ha propinato quella determinata dieta o quella formuletta magica; era dimagrito, stava bene e magari hai provato anche tu.

Se ti è andata bene, hai avuto risultati che si sono volatilizzati con la stessa velocità con cui certi call center ti offrono prodotti, e magari il tuo amico ora rompe le scatole a tutti con un'altra formuletta magica, che non c'entra più, perché è tutto diverso da… Perché anche lui aveva ripreso gli stessi chili persi.

Ammetto che io sono ambizioso, ma oramai mi conosci, io voglio farti cambiare per sempre. Per mettere le basi su questa cosa, il cambiamento non deve essere il fine, ma il tuo vero scopo. La tua stessa identità deve collimare con il tuo obiettivo.

Perché veramente vuoi perdere peso e vederti allo specchio nel migliore dei modi? È molto più facile per noi adottare una nuova abitudine che eliminarne una.

Questo libro ti insegnerà a inserire nuove competenze e non a toglierne altre, a sostituire sempre e quindi non ricadere nell'errore. La rinuncia è qualcosa che noi non accettiamo, per tutto quello già spiegato in precedenza.

Ora ti chiedo: non pensare a ciò che vuoi cambiare, ma chi vuoi diventare. Come facciamo ad allinearci in direzione di questo dilemma? Ecco qualche suggerimento. Diamoci degli obiettivi, scriviamo nel calendario i giorni che abbiamo seguito, in regime che ti descriverò, e poi il segreto di tutto: ripetere, ripetere, ripetere.

Solo in questo modo faremo entrare nel nostro inconscio tutte quelle informazioni necessarie per farci compiere passi importanti. Ora ti chiedo: tu hai un obiettivo?

In prima battuta mi risponderai subito di sì, ma sinceramente non ci credo. Sono cattivo nel dirti che non sai neanche tu dove vuoi andare, e quindi non avrai nessuna possibilità di arrivarci. Ti capita mai di uscire di casa senza una meta? Certo, può capitare, ma ben presto ti accorgerai che ti serve un punto preciso per affrontare la fatica della strada.

Capisco che imparare a immaginare tutto questo provochi paura, indecisione e stress, ma imparare a convivere con la pressione e con la costante ambizione di un nuovo traguardo allenerà la tua mente a portare sempre più in alto la tua asticella di motivazione. Ecco come definisco un obiettivo. Deve essere misurabile: voglio perdere tot chili in tot tempo.

Smettiamo una volta per tutte di dire che vogliamo perdere peso, cosa credi che ascolti la tua mente? Non saprà esattamente cosa fare e sarà un ordine al quale nessuno potrà rispondere sull'attenti, vista la futilità della cosa.

Deve essere espresso in termini positivi: non dire mai che sei grasso, ma ripetiti che vuoi diventare magro e lo diventerai. Quante volte ascoltiamo persone che si lamentano di essere grasse.

Come ci parliamo alimenta il nostro risultato futuro. Ci porta esattamente dove il focus delle nostre parole ci chiama. Deve essere credibile: se sei sovrappeso e non vai in palestra da settimane, è inutile che tu voglia dire a te stesso che vuoi fare un book da fotomodello.

Deve essere motivante: quando ci pensi, un piccolo senso di paura ti deve pervadere; timore reverenziale ma non panico. Se non hai timore nel compiere azioni, stai pur certo che queste non ti daranno un gran guadagno. Devi visualizzarlo: chiudendo gli occhi devi vedere con tutti gli altri sensi e assaporare le sensazioni.

Deve essere segmentabile: scomponendolo in vari step sarà tutto più facile e realizzabile. Prova a fare un'azione di "reverse engineering" sul tuo risultato finale per scoprire quale passo devi intraprendere per primo.

Ora ti chiedo di fare un piccolo gioco con me, di 10 minuti, e di fare tutto quello che leggi qui, rispetto al tuo obiettivo. Definisci nella tua mente e scrivi su un foglietto il tuo obiettivo fisico. Prenditi il tempo necessario. Senza leggerlo, ti so già indicare, come se fossi nel tuo cervello, perché non sei riuscito a compiere questo gioco o perché hai avuto così tanta difficoltà.

Per prima cosa, perché nessuno ti ha insegnato a decidere o a prendere decisioni sulla base solo dei tuoi pensieri e questo crea paura. Ecco perché hai fatto fatica a definire l'obiettivo: pensi non sia realmente importante. Mi chiedo quanti familiari o amici abbiano veramente un obiettivo: pochi o nessuno, vero?

Non sappiamo come definirli: non avendo confronti facciamo molta fatica e quindi non dobbiamo pensare, ma immaginare. Abbiamo paura sia del fallimento sia del rifiuto degli altri: fino a che la tua paura sarà più forte della voglia di arrivare, resterai bloccato a terra.

Onestamente, ti dico che più resterai insoddisfatto, più sarai caro agli altri che non si sentiranno inferiori a te, più farai il contrario, più darai loro una ragione valida per sentirsi dei mediocri.

Questo succede perché ogni persona ha fissa un'immagine di nomi che usa come ricordo. Più noi cambiamo e usciamo sempre più dal fuoco dell'immagine che loro hanno di noi, più queste persone hanno paura di ciò che non riconoscono più.

Che ostacoli quindi troverai sempre e comunque nel decidere il tuo obiettivo? Posso dirti già da subito che più abbiamo paura di qualcosa, prima dobbiamo agire: uccidi il mostro finché è piccolo, recitava qualcuno migliore di me.

Ecco le tue paure:

- bassa autostima

- brutte abitudini

- mancanza di abilità

- scarsa disciplina

- non sai gestire il tempo.

Ora ti dico cosa pensavo io quando tutto mi sembrava impossibile e ciò che vedevo allo specchio non otteneva nemmeno la sufficienza.

- La mia bassa autostima mi faceva pensare che se avevo sempre fallito, anche questa volta avrei fatto lo stesso e quindi sarebbe stato inutile procrastinare nell'errore.

- Le mie brutte abitudini non facevano altro che far sì che mi scavassi sempre più la fossa e il risultato era un peggiorare costante delle situazioni.

- La mia mancanza di abilità era palese e continuavo a credere nei falsi miti: calorie, carboidrati cattivi, fare la fame.

- La mia scarsa disciplina alimentata da quanto detto in precedenza faceva sì che, anche se riuscivo a malapena a iniziare qualche percorso dato dalla motivazione estemporanea, fallissi miseramente accusandomi sempre di più.

- Cattiva gestione del tempo e autocommiserazione nel non avere tempo per cucinare e gestire tutta la situazione nel modo che credevo corretto.

Sarai stravolto dopo queste mie parole, ma ti assicuro che se farai lo sforzo immane che ho fatto io nell'accettare questa condizione, capirai subito che esiste un'altra faccia della luna, e tutto ti sarà più chiaro, come è limpido per me ora.

Riprendi le energie perché il prossimo capitolo ti stritolerà! Le mie promesse per te.

- Tutto ciò che imparerai in questo libro sarà fondamentale per arrivare al tuo risultato, capirai tutto ciò che fino a ora non ha funzionato e cosa non ti è stato mai detto, cosa hanno ben voluto tu non capissi mai per tenerti stretto a un gioco che ti ha portato solamente ad aumentare la tua frustrazione.

- È un sistema di 10 punti, diviso in due fasi, dove riuscirai prima a smettere di essere indeciso tutti i giorni e poi adotterai tutti i sistemi per dimagrire, senza mai più avere effetti yo-yo indesiderati che andrebbero a minare la tua convinzione.

- Ti permetterà di perdere immediatamente 5 chili nei primi due mesi, senza contare le calorie, anche se qualunque uomo della strada ti ha sempre detto il contrario, anche se esperti di settore continuano a farti sentire fuori da ciò che conta davvero.

Ecco perché ho inserito qualche testimonianza, senza però appesantire. Se vorrai leggere ciò che dicono di me 300 persone basterà che tu vada a incollare questo link nel tuo browser: https://filipporispoli.com/testimonianze.

Ciò che ti voglio assicurare è che, anche se non hai mai provato a seguire metodi di alimentazione, oppure hai già provato di tutto, questo metodo ti permetterà di avere pochi passi ma necessari al tuo benessere fisico.

Lo stesso benessere che sia io che i miei clienti abbiamo, anche se conduciamo una vita stressante, con un lavoro che ci impegna, famiglia e figli.

Voglio però farti capire una cosa: quando ho deciso di fare questo lavoro con passione avevo due scelte. Fare entrare migliaia di persone e lasciarle da sole nel percorso, oppure prendere poche persone e portarle per mano, così da assicurare loro la riuscita del percorso.

Questo percorso non è per tutti e ogni giorno mi vedo costretto a dire no a decine di persone, solamente per il fatto che non hanno le caratteristiche giuste, oppure perché dobbiamo concentrarci su altri individui.

Se è un tuo desiderio e un tuo sogno, l'unica cosa che devi fare è provare a entrare nei miei contenuti gratuiti e riceverai immediatamente un regalo a casa, più 11 e-book completamente gratuiti. Potrai parlare con un nostro consulente e scoprire se esiste un posto per te! Visita questo link:

http://bit.ly/Entra-Nella-Sfera.

In qualunque caso saremo lieti di darti il benvenuto nel nostro gruppo chiuso, dove ogni settimana faccio personalmente almeno tre dirette. Questo è il gruppo su Facebook:

https://www.facebook.com/groups/1107311642991227/.

Onestamente penso che la forza di avere un libro, un corso, accedere a un gruppo chiuso sia quella di essere sempre a contatto con qualcuno con la mano tesa, pronto a sorreggerti in qualunque momento; avere la possibilità di rileggere, riascoltare e toccare con mano tutto ciò che leggerai in queste pagine.

Immagino tu sia già curioso di conoscere qualcuno che ha avuto a che fare con il mio metodo. Trecento persone desiderano parlarti. https://filipporispoli.com/testimonianze/.

Ti vanti di essere da sempre indipendente nelle tue idee e di non accettare le opinioni degli altri senza una prova soddisfacente!

Per questo motivo, voglio mostrarti tutto questo aprendoti le porte al mio gruppo chiuso su Facebook:

FITNESS ILLUSION

Prova ad entrare in un mondo parallelo che ti farà capire che esiste una nuova possibilità che qualcuno ha voluto tu non scoprissi mai!

Aiutami ad aiutarti!

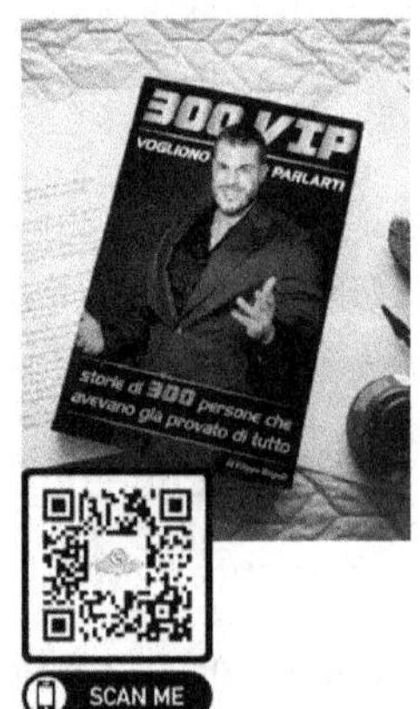

Fai parlare direttamente tutte queste mie testimonianze e lascia che ti invii a casa GRATIS questa prova, la quale sono l'unico a possedere.

Dott. Filippo Rispoli

Capitolo 2:

Come trovare la giusta motivazione

Per chi non è questo libro? Ti sconsiglio di andare avanti se pensi che tutto questo sia troppo semplicistico; sono onesto, non pretendo che tutti abbiano una mente pronta ad accettare la verità. Ci sono alcuni segreti che debbono rimanere tali. Ti voglio far ragionare su una questione.

Esistono tre tipi di persone: a chi non importa nulla, e quindi diciamo che gli va bene così, ma non penso che tu sia tra queste persone se hai questo libro in mano; chi si gestisce, ed è la maggioranza, ma come detto si gestisce non facendo collimare parte conscia con inconscio, e quindi continua a usare un bicchiere per buttare acqua fuori dal battello, che affonda velocemente; chi risolve, quindi si assume la responsabilità di farlo subito e farlo al massimo delle sue forze.

Perché molte persone si gestiscono e non risolvono mai? Hanno una bassa tolleranza alla resilienza, per vari motivi. Poca tolleranza ai fatti negativi e allo stress; non hanno allenamento per conquistarsi le cose, ma vorrebbero tutto e subito, sono eccessivamente coinvolte emotivamente e si incolpano troppo.

Oppure sono attive alla paura e non proattive, provano un senso di inadeguatezza perenne. Finché scappi, non crescerai mai.

Dobbiamo capire cosa veramente non ha funzionato e pensare solo a risolvere quello. Avere un focus. Ti ricordo che noi non siamo gli sbagli che abbiamo fatto. Critichiamoci anche aspramente, ma non giudichiamoci.

Queste persone hanno un cattivissimo rapporto con la loro identità e si lasciano sopraffare dalla vocina interiore che ripete loro che non ce la faranno. Sono le classiche persone che pensano: ciò che è accaduto prima risuccederà.

Ti voglio subito dare una mano e dirti che non riaccadrà, non ora, non questa volta, avendo preso coscienza di sé. Capisco molto bene quanto sia dura lì fuori e quanto faccia freddo, ma troverai lungo la strada tutto il necessario.

Ora che hai la mente pronta per qualsiasi cosa, iniziamo ad andare nel fondo della materia.

Voglio introdurti al mio fattore X, e spiegarti la mia "reason why". Esistono, come ben sai, decine e decine di diete che però falliscono, per il semplice motivo che tengono conto del fatto che tu faccia letteralmente ciò che è indicato.

Sembra una cosa assurda, vero? Ma ti assicuro che solo chi è dentro la materia fino al collo e ha provato entrambe le fasi, paziente e curatore, saprà indicare che solamente il 5% delle persone che si interessa di alimentazione lo fa nel modo corretto, al 100%.

Do per scontato che queste alimentazioni siano giuste e congrue, secondo i tuoi obiettivi, e già sono stato molto buono, ma la cosa importante è che non tengono conto di quello che vuoi applicare della singola dieta. Mangiare poco, privarsi, fare fatica, non sono situazioni nelle quali il nostro corpo si adatta piacevolmente.

Dimagrire non vuol dire togliere quel dato alimento o quella data abitudine, ma è un processo lungo, fatto di nuovi input che noi stessi dobbiamo donargli. Perché nessuno vuole che ti dica questo?

La cosa importante non è ciò che è giusto o sbagliato, ma ciò che riesci a tenere nel lungo periodo ed è sostenibile per la tua situazione e tutte le esperienze esterne che vivi, giorno dopo giorno.

Perché la teoria "mainstream" vuole un vero e proprio abbonamento alle situazioni per te favorevoli al fallimento, così da essere sempre dipendenti da loro.

Conosciamo tutti qualche amico, qualche parente che ha fatto qualsiasi dieta e che prometteva mari e monti in due giorni, per poi trovarsi in una condizione peggiore di prima, dopo solo qualche settimana. Quante volte avete usato questa o quella dieta per poi ritrovarvi al punto di partenza, più frustrati di prima?

Sono metodi che funzionano per tutti o per nessuno, ma sicuramente ti impongono un abbonamento a vita in quel binario troppo restrittivo, e prima o poi, lo sappiamo entrambi, sgarrerai.

Solo queste parole, sgarro, dieta, ti fanno entrare in un binario di emozioni negative che ti impedisce a priori di vincere e di risolvere finalmente il tuo problema, innalzandoti da quelle sabbie mobili perenni nelle quali ogni mattina ti ritrovi appena sceso dal letto.

Inutile usare sistemi stringenti che non ti facciano capire veramente come nutrirti. Scoprirai a poco a poco il perché non mi affidi a qualcosa di questo tipo; ti chiederà sicuramente più tempo, non sarà facile come leggere una rivista scandalistica dove ti indicano l'ultimo ritrovato, ma ti farà arrivare in cima a vette che ora neanche puoi immaginare.

Ora, in questo momento, ti voglio enunciare quelli che sono i miei valori, desidero farti capire perché ti scrivo queste informazioni e perché te le enuncio proprio in questo modo, affinché tu capisca che persona sono e con che mitologia affronto tutto ciò che faccio ogni giorno.

Ambizione, altruismo, amicizia, dovere, disciplina, determinazione, etica, generosità, gratitudine, maturità, organizzazione, onestà, prestigio, rischio, stabilità.

Ciò che mi ripropongo di fare è di darti un nuovo sogno, non facendoti sognare a occhi aperti, ma facendoti capire *in primis* ciò che non hai mai ascoltato da nessuno, ciò che chiunque ti ha obbligato a sostenere binari impossibili non ti direbbe mai!

Capisco pienamente che tu le abbia già provate tutte e ora come ora non credi più a nulla di semplice e facile, e infatti non voglio assolutamente passare come l'ennesimo "racconta storie" che in cambio della tua fiducia baratta la sua soluzione estemporanea con la tua frustrazione successiva all'ennesimo fallimento.

So bene quali siano le tue paure, perché erano le stesse che avevo io quando ho iniziato questo percorso, che mi ha portato a dimagrire ma soprattutto a sostenere ogni giorno, anche avendo famiglia, figli, e un lavoro appagante ma stressante, la mia condizione senza rinunciare a ciò che di bello ci offre la vita.

Hai paura di non essere compreso, di essere giudicato, di avere il dito puntato, di continuare a sentirti escluso dalla verità e di fallire ancora e ancora.

Necessiti che qualcuno ti guidi senza se e senza ma, il solo fatto che nessuno si sia preso carico veramente della tua situazione ti mette nella condizione di essere conscio che nulla è stato fatto per aiutarti concretamente.

Hai lasciato sul piatto per troppo tempo emozioni negative e magari anche soldi in percorsi che non hanno fatto altro che disattendere le promesse.

So che sai in questo momento che è tua precisa responsabilità lasciare da parte le scuse e tuffarti verso questo viaggio non facile, che ti darà una visione chiara anche se veramente ancora poco compresa che cambierà totalmente lo stato delle cose.

Per tutti questi motivi ora stai capendo che quel che è accaduto non è stato fatto per tua precisa responsabilità, ed è proprio per questo che mi sono preso un tale onere e continuo ogni giorno, sulla base dei miei valori scritti in precedenza, a portare alla luce tutto ciò che di sbagliato si continua a propinare.

Perché ci fanno questo? Stai leggendo queste pagine e sei un po' esterrefatto da tutte le informazioni che ti sono arrivate addosso.

Ti capisco perfettamente, per anni sono stato veramente in sovrappeso e si può dire che per tutta la vita abbia combattuto la battaglia contro la bilancia, a mio favore oramai da più di metà della mia vita.

Ti starai chiedendo: perché allora chiunque in sala pesi, nei forum, in rete, in tv, nelle riviste, indica perdite di peso molto diverse con soluzioni eterogenee contrarie a ciò che è stato indicato? Perché addirittura tutti i mass media predicano perdite di peso veloci? Dobbiamo capire questo, non sarà bello e anzi ti sentirai frustrato, ma qualcuno te lo deve dire.

È noto a tutti che alimentazioni solamente protratte verso il basso fanno scattare le difese del nostro corpo, che attivando un particolare enzima, la lipoproteina lipasi, quando scendiamo troppo velocemente di calorie e sempre e comunque verso il basso, si attiva come difesa del corpo e immagazzina i grassi nel flusso ematico, e li porta negli adipociti facendo bruciare sempre più muscolo e meno grasso.

Sappiamo bene come il grasso sia diverso dal nostro muscolo, che è comunque più difficile da disgregare e utilizzare, e quindi rallenteremo il metabolismo per avere sempre più fame; il tutto porterà stress e conseguente sgarro, che avendo reso la lipoproteina molto ricettiva sarà ancora più efficace, e quindi riprenderemo più velocemente il grasso perduto.

Perché riprendiamo grasso e non massa muscolare perduta? Perché il corpo privato del suo motore recupera molto più facilmente massa grassa. Risultato?

- nessuna massa grassa perduta
- muscolo perso
- più grasso
- abbiamo reso il corpo più ricettivo a ingrassare.

Sapendo tutto questo molto bene, perché i mass media ci propinano nutrizioni così stringenti? L'industria macina programmi veloci a pronto uso, cosmetici, integratori miracolosi, i quali hanno solo il nome impattante e poco altro. Così facendo, si può assicurare un vero ricambio della clientela.

Leggendo questo libro sai molto bene ciò che devi e ciò che non devi fare, così facendo ti distacchi totalmente dalla massa, hai più risultati, li hai più velocemente, li hai tenendo conto dei tuoi problemi esterni, e ti scagli totalmente contro quelle persone che continuano a dire che non si possa fare. Per vincere devi sapere contro chi combatti.

Il grasso è una vera malattia. So molto bene cosa significa leggere queste righe, conosco le tue sensazioni, perché le ho vissute e le vivo ogni giorno. Se sei grasso, sei malato. Non è una questione di bellezza, di essere vanitosi, di tenere al proprio aspetto fisico, anche se questo dovrebbe essere la base per ogni persona.

Perché penso che dovrebbe essere la base? Perché stare bene con sé stessi, vedersi bene, avere il sorriso (quello vero, non quello finto) ci fa essere persone migliori, ci fa avere più energia per dormire meno, acculturarci di più, lavorare meglio, vivere meglio in famiglia e nelle relazioni, avere una migliore attività sessuale, e quindi donare agli altri molto di più di quello che potremmo donare se fossimo infelici.

Torniamo ora alle basi del discorso. Mettendo da parte le informazioni sopra citate, essere grassi è direttamente correlato a una morte prematura rispetto alle persone che sono in forma.

Non lo dico io, che non sono nessuno, ma lo dicono i dati mondiali, lo dice la scienza dei risultati e non delle chiacchiere.

Sovrappeso e obesità sono responsabili di circa l'80% dei casi di diabete di tipo 2, del 35% delle cardiopatie ischemiche e del 55% della malattia ipertensiva tra gli adulti, causando ogni anno oltre un milione di morti e 12 milioni di anni di vita trascorsi in cattive condizioni di salute. Questo solo in Italia.

Al sovrappeso vengono attribuiti negli uomini il 9,6% della mortalità e il 6,9% dei "disability-adjusted life year" (Daly), mentre nelle donne, rispettivamente, l'11,5% e l'8,1%.

In Italia i dati sull'obesità non sono allarmanti come quelli registrati negli Stati Uniti, dove oltre il 30% delle persone di 15 anni è più obeso o negli altri paesi europei; la prevalenza aggiornata al 2012 in Italia è stata stimata del 9%, mostrando negli ultimi anni un trend stabile.

Lo dice anche l'esperienza. Una macchina che è costretta a portarsi dietro una zavorra inutile e morta non sarà mai efficiente come una macchina perfetta. Non vuoi sentir parlare di morte, ti capisco. Parliamo allora di vita.

Una persona in sovrappeso o obesa vive molto peggio ed è inutile che ci si nasconda dietro un falso sorriso e frasi come: sono bello così, mamma mi ha fatto così, oppure: grasso è bello. Grasso non è bello e tantomeno sano.

Ti capisco appieno se stai per bruciare il libro e arrabbiarti, ma aspetta un secondo e prova a comprendere cosa ti voglio dire.

Il messaggio è questo: per prima cosa, come detto più volte, ti capisco, ma detto ciò tutti i piaceri che stai avendo nel breve periodo li puoi tranquillamente assaporare molto più forti senza vivere male, senza vergognarti, senza pensare se la compagna o il compagno guardi qualcuno più in forma, senza svegliarti stanco la mattina ed essere pieno di dolori la sera, senza essere letargico tutto il giorno e senza dover fare fatica nell'allacciarti le scarpe e mettere i calzini, senza, senza, senza. Non solo puoi, ma ti meriti molto di più e te lo meriti ora.

Perché ingrassiamo? La quantità di adipe che ci portiamo dietro non è frutto di genetica, di qualche abbuffata, di situazioni limite protratte nel tempo, di sbalzi calorici enormi. Nella maggior parte dei casi abbiamo mangiato poco di più per troppo tempo.

Cosa è successo quindi? Il nostro corpo, come detto, è regolato per mantenere omeostasi e si regola in base a quanto tempo manteniamo il "set point".

Il "set point" indica lo stato di grasso che noi abbiamo in questo momento. Più alziamo la "bodyfat", più il nostro organismo si abituerà a questo disavanzo tra muscoli e grasso, quindi sarà sempre più difficile poi dimagrire.

Più rimani nella condizione grassa, più farai fatica a dimagrire; per fortuna tutto questo è assolutamente *bypassabile*, lo dimostro io e lo dimostrano le decine e centinaia di testimonianze che ogni giorno pubblico senza remore.

Il nostro organismo, al fine di mantenere tutto com'è in questo momento, è molto efficace anche a ristabilire grasso dove noi andiamo a perderlo in maniera brusca. Quindi il nostro organismo ci rema contro? In effetti sì.

Abbiamo dei mediatori ormonali che segnalano in modo molto efficace ogni etto di grasso utilizzato come fonte energetica e inviano segnali per rendere ancora più efficaci gli adipociti.

Stai capendo pian piano tutto ciò che ti hanno costretto ad accettare. È noto che alimentazioni solamente protratte verso il basso fanno scattare le difese del nostro corpo, che attivando un particolare enzima, la lipoproteina lipasi, quando scendiamo troppo velocemente di calorie e sempre e comunque verso il basso, si attiva come difesa del corpo e immagazzina i grassi nel flusso ematico e li porta negli adipociti facendo bruciare sempre più muscolo e meno grasso.

Hai già letto questa frase nelle pagine precedenti, ma forse ti stai chiedendo: perché mai la società comune, gli esperti, chiunque mi voglia aiutare mi consiglia queste situazioni, continua a indicarmi questa via?

Non posso risponderti a questa domanda in queste poche pagine, potrei scrivere un libro o più scritti solo su questo quesito, ma proprio per questo motivo ho deciso di dirtelo faccia a faccia nel mio primo e unico evento che terrò a Milano.

Se vuoi conoscere il mio metodo nell'intimo e soprattutto conoscere tutti i passaggi storici che ti hanno portato a dover sottostare a regole non scritte, ma che hanno sentenziato il tuo fallimento, visita questo link: https://filipporispoli.com/fitness-illusion/.

Ti vanti di essere da sempre indipendente nelle tue idee e di non accettare le opinioni degli altri senza una prova soddisfacente!

Per questo motivo, voglio mostrarti tutto questo aprendoti le porte al mio gruppo chiuso su Facebook:

FITNESS ILLUSION

Prova ad entrare in un mondo parallelo che ti farà capire che esiste una nuova possibilità che qualcuno ha voluto tu non scoprissi mai!

Aiutami ad aiutarti!

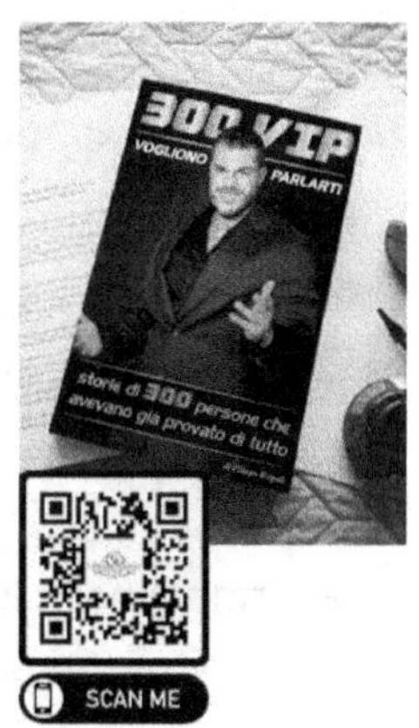

Fai parlare direttamente tutte queste mie testimonianze e lascia che ti invii a casa GRATIS questa prova, la quale sono l'unico a possedere.

Dott. Filippo Rispoli

Capitolo 3:
Come aumentare il metabolismo corporeo

Problema calorie. Addentriamoci un po' più nella materia e capiamo subito cosa sono le calorie. Possiamo definirle come l'energia contenuta nel cibo. Dobbiamo quindi privarcene o usarle a nostro piacimento? Ecco il dilemma sul quale ogni uomo della strada si cimenta, in argomentazioni più o meno valide.

Ti sei mai chiesto in che modo noi consumiamo le calorie? Come mai questa espressione di energia viene utilizzata dal nostro organismo? Per essere non troppo complicati, possiamo definire:

- un metabolismo basale
- l'attività fisica che compiamo
- la termogenesi data dal cibo
- il metabolismo dato da tutte le attività che compiamo fuori dalla sala pesi.

Questi quattro binari sono i soli che il corpo ha per poter utilizzare le calorie che noi introduciamo dai tre macronutrienti: carboidrati, grassi e proteine.

Ricordiamo sempre che il nostro organismo per difesa imporrà sempre l'omeostasi e il controllo del "set point", per avere uno stato di grasso tale da essere pienamente in salute e nella media.

Il "set point" dipende da:
- quanto tempo siamo con quella data percentuale di grasso?
- siamo ingrassati repentinamente dopo un qualsiasi avvenimento?
- abbiamo un problema di tipo genetico?
- abbiamo cambiato ruotine e variato la quantità di adipe?

Dobbiamo quindi dire che più siamo da tempo in una condizione fisica, più il nostro "set point" si abbasserà o alzerà e saremo più soggetti a perdurare in quella condizione.

Ritorniamo alla suddivisione delle energie da utilizzare. Ecco in percentuale come il nostro corpo utilizza quei quattro binari che abbiamo descritto in precedenza.

- Il 60% se ne va con il metabolismo basale.

- Il 10% dall'effetto termogenico del cibo.

- Il 15% dall'attività fisica.

- Il 15% da tutte quelle attività che facciamo extra sala pesi.

Ti ricordo che la cosa migliore sarebbe alternare fasi di ipocalorica (meno calorie introdotte rispetto a ciò che consumiamo) con fasi di normocalorica (fasi dove abbiamo il pareggio tra le due situazioni) per mantenere inalterato il metabolismo e continuare a scendere, ma ci arriveremo per gradi.

Vedendo queste percentuali notiamo subito che il metabolismo basale la fa da padrone. Quindi dovrebbero venirci in mente alcune domande:

- come aumentare il nostro metabolismo basale?

- da cosa è formato il nostro metabolismo e di cosa si compone? Senza dire troppi concetti che sviscereremo in seguito, diciamo che il nostro metabolismo è il risultato finale dei nostri processi quotidiani di distruzione muscolare (catabolismo) e costruzione (anabolismo).

Da qui ne consegue che se state leggendo queste pagine e siete vivi il vostro metabolismo non è bloccato. Ebbene sì, il metabolismo non si blocca. Capiamo anche guardando i numeri che la palestra e tutta l'attività fisica non danno un grade aiuto al dimagrimento in senso diretto, ma hanno vantaggi indiretti prevalenti.

Cosa vuole dire? Se aumentiamo le nostre catene muscolari aumenteremo il nostro metabolismo. Già con queste due frasi dovreste capire molto. Capiamo anche che per dimagrire il fattore tempo è una scusa che regge poco, visto che deriva in maniera diretta dall'alimentazione.

Stai pian piano capendo che ciò che mangi agisce direttamente come padrone sul tuo stato di forma, mentre ciò che compi per via indiretta ti mantiene tonico e ti permette di mangiare di più.

Quindi quanta attività fare? Per quale motivo facciamo sport? Sono domande alle quali risponderemo più in là, nei capitoli successivi, ma possiamo dire che l'aumento della prestazione non coincide con l'aumento della salute.

Parliamo ora dell'attività fisica. Abbiamo visto che fare attività ci fa spendere in media il 15% delle calorie settimanali e questo sicuramente è un dato, ma non sottostimiamo il vantaggio di fare sport. Tu sai meglio di me, e ti capisco, che compiere un'azione di coerenza verso sé stessi e di riprova sociale indiretta ti aiuterà. In che modo?

Se ti alleni sei più portato a seguire un'alimentazione corretta, imprenditorialmente sarebbe più logico il contrario, ma non funzioniamo così, e quindi per coerenza ragioniamo in questo modo.

Ancora di più, per riprova sociale tendiamo ad avvalorare le nostre scelte dopo che le abbiamo prese facendole combaciare con un sistema di nutrizione che abbia canoni dietetici. Il più delle volte fare sport, magari non perfetto e fatto male ci aiuta solo come impegno e coerenza verso noi stessi, per compiere passi importanti nutrizionali verso il nostro obiettivo.

Trattiamo ora la termogenesi del cibo. Come valore diretto abbiamo visto che non ha rilevanza fondamentale, come il metabolismo basale. Diciamo che comunque nel lungo periodo mangiare alti contenuti proteici ci aiuterà a mantenere il peso per questi singoli valori.

Ogni 100 chilocalorie di proteine ingerite il corpo deve spenderne 25 per assimilarle, se raffrontiamo questo con i grassi, dove sono 4 chilocalorie ogni 100, capiamo che la ripetitività della cosa sarà importante.

Inoltre valgono la coerenza e riprova sociale come esercizio fisico. Stai capendo piano piano che tutto non è così semplice come ti dicono, vero?

Ora però ti faccio capire una cosa fondamentale, che ti lascerà senza fiato. Magari queste informazioni le avevi già sentite o ti ricordano qualcosa, ma ciò che ti sto per indicare sono strasicuro che nessuno te lo abbia mai svelato. Di questi quattro binari per la perdita calorica, quale agisce contemporaneamente 24 ore su 24?

Questo cambia totalmente il valore dei fattori in campo. Solamente il metabolismo basale e quello dei cibi agiscono tutto il giorno, tutti i giorni. Il nostro corpo ovviamente vive tutto il giorno e la digestione avviene praticamente 24 ore su 24 tutti i giorni, mangiando più volte al giorno.

Capiamo subito che non è solamente un fattore meramente di calorie in entrata e calorie in uscita, bensì di capire quante calorie spende il nostro corpo. Sono molto più importanti in percentuale macronutriente le sole calorie.

Questo è veramente poco compreso e ti ha sempre messo nelle condizioni di fallire, perché dovevi essere un vero calcolatore umano di calorie, oppure affidarti oltremodo ad applicazioni che non facevano altro che aumentare la tua frustrazione.

Cosa succederà se continuerai a guardare solamente le calorie? Non avrai mai il quadro completo della situazione. Sarai costretto sempre a mangiare poco, avendo sempre un piede nel burrone pronto a cadere.

Mangiando poco per paura di ingrassare sarai costretto a sgarrare, quindi credere di non essere portato e che tutto non sia fatto per te.

La soluzione è quella di capire che dispendio calorico hai durante la tua settimana, dividere il tutto in cinque pasti giornalieri, far prevalere alimenti con dispendio calorico diretto più alto, come le proteine, bilanciare tutto secondo la propria attività fisica e obiettivo e rendere il piano sostenibile giorno dopo giorno secondo il proprio scopo. Capirai in seguito i passi necessari per affrontare tutto questo.

Quanti cervelli abbiamo? Questo è un manuale pratico per risolvere subito i tuoi problemi e far sì che tu ti possa meritare il fisico dei tuoi sogni senza più avere quel senso perenne di inadeguatezza, e ora ti parlo di cervello? Ma cosa c'entra?

Capisco il tuo scetticismo, ma continuare a guardare il bersaglio senza valutarne il contesto è un errore grave. La maggior parte di persone facenti parte del mio percorso Sfera si è avvicinata a me con l'incubo di essere soggetta a fame nervosa. Conosci sicuramente questo tipo di terminologia.

Conosci quella sensazione di senso di colpa dopo che si è mangiato troppo, senza averne veramente bisogno e voglia? Come fare a riconoscere l'autentico appetito, figlio di un dispendio vero calorico, e un attacco di fame nervosa direttamente responsabile di fenomeni gravi e di conseguente aumento di peso?

Ti ricordo ancora che nei casi più gravi di "binge eating" bisogna rivolgersi sempre a uno specialista che ti possa aiutare nei momenti peggiori. Io stesso ho affrontato il problema con una psicologa, come puoi vedere nei miei video su YouTube.

Ti ricordo che noi abbiamo fondamentalmente tre cervelli, anche se io credo che taluni non ne abbiamo neanche uno, ma comunque… abbiamo il cervello rettile, il cervello emotivo e il cervello razionale.

Il primo ci ricorda i nostri istinti primordiali, è figlio del "caccia e scappa", del tutto e subito. Il cervello emotivo è il ponte di passaggio tra il rettile e il razionale e dà connotazioni positive o negative agli eventi.

Il razionale ci permette di capire gli errori che abbiamo commesso, entra in gioco più tardi ed è figlio dell'analisi. Più diamo tempo al nostro cervello di spostarsi dal rettile al razionale, più facilità avremo nel mantenere la dieta.

Come fare quindi a rallentare questo processo? È necessario trovare dei meccanismi che rallentino la velocità di azione attraverso ostacoli fittizi, che tengano la distanza tra te e l'elemento che può farti perdere il controllo.

Non bisogna compiere gesti compulsivi, ma protettivi verso la razionalità. Capiremo già dalle prossime pagine che strategie adottare.

Esiste una battaglia nella quale tu sei stato escluso a priori. Una battaglia tra chi vuole farti migliorare e chi vuole abbonarti al tuo senso di frustrazione quotidiana.

Ti svelo come capire se hai un caso di fame nervosa data dalla volontà del tuo cervello rettile, oppure se hai vero appetito; magari in questo momento ti stai chiedendo come capire la differenza delle due situazioni.

Laddove tu senta dal nulla un senso di vuoto allo stomaco che non arriva per gradi, possiamo tranquillamente asserire che non è vero appetito, ma uno scompenso affettivo e di umore che il corpo scarica con un senso veloce di fame improvvisa.

Cerchiamo di mangiare tutto senza fermarci, più o meno in relazione alla compulsività e al grado della stessa, senza poi renderci conto che lo abbiamo già fatto solo per senso compensatorio.

La cosa più spiacevole avviene dopo, quando ci ritroviamo semi-calmi e semi-sereni e capiamo l'errore; solo a quel punto veniamo pervasi da uno stato di forte rimpianto e frustrazione massima, che ci fanno cadere ancora di più nella forma semi-depressiva che noi stessi abbiamo provocato.

Cosa succederà se continuerai a guardare solamente le calorie, senza occuparti di queste situazioni?

- Guarderai se mangerai poco o molto, ma ti perderai a priori non capendo che strategie adottare per non ricadere in compulsività.
- Le calorie in entrata o in uscita non andranno a curare la tua compulsione.
- Ciò che mangi ha poco a che fare con la calma o la compulsione nel reagire a uno stimolo di fame nervosa.

Ciò che devi fare è adottare delle strategie atte a farti rallentare e capire piano piano se ciò che stai provando è vero appetito, oppure un attacco di fame, che con lo stomaco semivuoto conta ben poco.

Abbiamo capito cosa sia il metabolismo, ma in effetti possiamo in qualche modo alterarlo, oppure: in che modo essere diversi genera un metabolismo maggiore o minore? Ecco i parametri per decretare la velocità di azione del metabolismo.

- Peso corporeo: studi scientifici hanno ampiamente dimostrato che il metabolismo risulta essere più veloce nei soggetti magri; questo accade perché il tessuto adiposo è meno attivo rispetto a quello muscolare.

- Sesso: l'adipe è maggiormente concentrato nelle donne, e per questa ragione gli uomini hanno un metabolismo più veloce. Inoltre, il testosterone, l'ormone sessuale maschile, gioca un ruolo importante nei processi metabolici, in quanto aumenta il metabolismo basale di circa il 10%.

- Età: anche l'età è un fattore che incide notevolmente. Infatti, dopo i venticinque anni, il metabolismo tende a rallentare del 2% ogni dieci anni e dell'8% dopo i sessant'anni.

- Febbre: durante gli stati febbrili il metabolismo viene aumentato per far sì che tutti gli organi e tessuti lavorino con la massima efficienza al fine di debellare l'infezione.

- Tiroide: quando la funzionalità tiroidea è alterata, si hanno conseguenze anche a livello metabolico. Infatti, soggetti affetti da ipertiroidismo hanno un valore di Bmr molto alto, diversamente da quelli affetti da ipotiroidismo.

- Condizioni di digiuno: quando ci si nutre male o poco, l'organismo tende a rallentare il metabolismo per risparmiare l'energia necessaria per i processi fisiologici.

- Droghe e farmaci: le droghe e alcuni farmaci possono aumentare il metabolismo, ma allo stesso tempo possono causare gravi effetti collaterali, oltre all'assuefazione.

Stiamo capendo il motivo per il quale siamo delle fornaci metaboliche, oppure facciamo fatica a perdere peso. Come fare a calcolare il proprio metabolismo?

Ti dono io la formuletta, anche se non vorrei che tu ci perdessi troppo tempo, ma sono sicuro che almeno una volta nella vita tu abbia cercato sul primo motore di ricerca il modo per calcolarlo.

Per gli uomini:
Bmr = 655.095 x (9.5634 x peso) + (1.849 x altezza) / (4.6756 x età).

Sembra tutto semplice, tutto facile, tutto causa-effetto. Invece mi spiace farti venire il cattivo umore, ma siamo molto lontani dalla realtà. Il grosso problema è che tutti vogliamo tutto e subito. E invece no, il metabolismo non funziona così. Se togli calorie cala, se le metti sale.

Quindi ricapitoliamo e torniamo alle basi. Di norma tu credi che per dimagrire si debba alzare il metabolismo, però credi anche che per perdere grasso tu debba mangiare di meno, ma abbiamo capito che in questo modo il metabolismo si abbassa, caso contrario per aumentare le calorie.

Posso dirti sicuramente questo: nei prossimi anni i vestiti che con tranquillità metti ora non li riuscirai più a infilare, a patto che… tu non continui a leggere queste pagine.

Cosa succederà se continuerai a guardare solamente le calorie senza preoccuparti del metabolismo?

- Guardare solo un lato del cubo ti farà perdere la strada senza che tu riesca a capire che binario seguire.
- Farai continuamente effetto yo-yo senza mai trovare la retta via.
- Allenerai il corpo a non mantenere lo stato di "set point" efficiente a lungo, quindi allenerai il corpo a non essere in forma.

Ciò che devi fare è capire che l'aumento del metabolismo deve essere una giusta conseguenza alla tua strategia nutrizionale, senza che questo sia *a priori* il tuo focus per poter dimagrire e perdere peso.

Se ti dicessi che sei diverso e che il grasso che ti opprime da anni non è come quello del tuo amico o del tuo conoscente? Immagino che tu non abbia chiara questa situazione.

Noi tutti vediamo persone in sovrappeso, che per confusione dettata dall'opinione pubblica e dagli organi dell'informazione continuano a perdurare in quella situazione.

Se ti dicessi che non tutto il grasso è uguale? Se ti dicessi che ci sono strategie diverse:
- a seconda del tipo di grasso che possiedi
- da quanto tempo perduri in tale situazione.

Se ti dicessi addirittura che in base al periodo della tua vita dove hai accumulato più grasso hai e avrai una storia metabolica diversa?

Cominciamo a fare questo tipo di distinzione: esistono due fondamentali tipi di grasso, viscerale e sottocutaneo. Ne avevi mai sentito parlare?

Iniziamo a capire di cosa stiamo parlando. Esistono quindi diversi tipi di ostacoli verso il nostro obiettivo e conoscere a fondo il nostro corpo ci farà avere maggiori percentuali di successo.

Prendiamo ad esempio il primo tipo di adipe: il grasso di tipo viscerale. Tipicamente maschile, lo troviamo nella parte centrale del corpo, intorno agli organi, ed è la causa primaria di malattie cardiocircolatorie, estremamente connesso con il metabolismo. Ciò vuol dire che la nutrizione la fa da padrone verso questo tipo di nemico.

Comunemente chi soffre di questa patologia ha adottato in via epigenetica alimentazioni del tutto scorrette e una quasi assenza di attività fisica, inversamente diretta allo stato di accumulo.

Per essere più chiari: da sempre, non per colpa tua se sei in questa situazione, nessuno ti ha messo nelle condizioni di perdere peso in modo sostenibile in relazione alla tua vita privata e al tuo lavoro.

Più questo tipo di adipe sarà duro e compatto al tatto, più difficile sarà il nostro compito per toglierlo. Difficile non vuol dire impossibile, però, solamente ci vorrà qualche settimana in più, ma soprattutto strategie diverse. Normalmente queste persone sono soggette a vari sbalzi di peso e quindi ricadono con più facilità nelle stesse vecchie abitudini.

Perché accade questo? Semplicemente per due ragioni:

- La prima è di tipo psicologico: il soggetto non ha la capacità necessaria di intraprendere subito la via corretta per il dimagrimento e così facendo spreca energie che reputa troppo alte per andare avanti, quindi fondamentalmente molla. Nessuno lo mette nelle condizioni di farcela e giustamente la salita sembra troppo ripida.

- La seconda è di tipo fisico, perché spesso si incominciano attività fisiche troppo forti e intense, a seconda dello stato di deposito del grasso, con il solo scopo di far ricadere il soggetto in troppa introduzione calorica, che poi non saprà gestire al meglio.

Facciamo un esempio: un mio studente, prima di entrare nella mia Sfera, era soggetto a diversi sbalzi con effetti yo-yo, e subiva diverse ricadute. Cosa gli succedeva? Pesava più di 100 chili, per un metro e settanta, grasso viscerale presente e da molti anni, quindi duro e compatto.

Iniziava la palestra con la foga di chi vuole tutto e subito, ma poi classica era la frase: "ora che mi sono allenato posso mangiare ciò che voglio!". Ovviamente il corpo non ancora allenato a mangiare così tante calorie non pulite ricadeva subito in uno stato di accumulo, così da fare rientrare il mio studente in uno stato psicologico che lo induceva a mollare.

Di fronte a persone che ti incitano a compiere sforzi troppo pesanti per te, col solo scopo di lucrare con dolo sulla tua ignoranza in materia, devi stare molto attento, perché se sei in quella situazione hai voglia di cambiare, ma sei sul filo del rasoio e tutto deve andare per il meglio.

Arriviamo ora alla seconda casistica: il grasso sottocutaneo. Questo tipo di grasso è meno connesso col metabolismo. Ciò vuol dire che l'esercizio fisico è d'obbligo per avere i migliori risultati e nessun tipo di deficit calorico diretto e indiretto riuscirà da solo a farti arrivare alla tua miglior versione.

Di norma troviamo un pannicolo adiposo più o meno uguale in tutta la parte del corpo. Molto più difficile da togliere, necessita di una combinazione più specifica di alimentazione e allenamento.

Difficile non vuol dire impossibile. Solamente, anche in questo caso è possibile capire di cosa stiamo parlando e attaccare il tutto con strategie mirate al conseguimento dell'obiettivo. Le persone soggette a questo tipo di problema vengono da anni di dieta e di attività fisica.

Cosa succede nella maggior parte dei casi? Le persone con grasso di tipo sottocutaneo per tutta la vita sono state a dieta, hanno controllato ciò che mangiavano (senza però averne le vere abilità, ma affidandosi ad applicazioni e tabelle scevre dei fondamenti di nutrizione), hanno fatto una minima attività sportiva, ma non sono mai riuscite a vedersi come volevano.

Cosa dovrebbero fare adesso? Attività fisica mirata a vascolarizzare, aprire i vasi, creare nuova capillarizzazione, così il grasso che va via sarà utilizzato come nuova energia.

Spesso si crede che questo tipo di situazione sia più presente nel gentil sesso, e ancora i numeri sono a loro favore. Ciò che però nessuno ti dice è che negli ultimi anni, dato lo spopolare di alimenti ricchissimi di estrogeni, anche a noi maschietti tocca questo tipo di situazione, quindi possiamo dire tranquillamente che abbiamo un 50/50.

Spesso queste persone hanno problemi di autostima, perché magari da vestiti mascherano molto bene la loro condizione, ma una volta spogliati viene meno la loro sicurezza.

La prima cosa da fare è capire che la sola alimentazione in questo caso non basta, bisogna dare un perché molto forte al nostro corpo affinché migliori.

Sarà necessario capire subito quante volte riuscire a fare attività fisica e con che metodo andare a colpire il nostro organismo.

Quello che però possiamo fare da subito, limitando l'insorgere di nuovo grasso sottocutaneo, è togliere tutti quei cibi che presentano per loro fabbricazione e natura livelli troppo alti di estrogeni.

Come vedrai in seguito – quando ti aprirò parzialmente le porte al mio metodo – non bisogna assolutamente ridurre le calorie a scatola chiusa, ma, anzi, bisogna insegnare al corpo a nutrirsi con un altro metodo.

Non è una cosa buttata lì, ma la soluzione che mi permette di far migliorare centinaia di persone ogni giorno. Se qualcuno in questo momento ti ha obbligato a credere che fosse solo un discorso di calorie, ha fatto sì che tu lasciassi sul piatto troppi anni di malnutrizione, che non hanno fatto altro che aumentare il problema.

Quello che però posso assicurarti è che ogni fotografia istantanea di te stesso non è mai definitiva, e possiamo assolutamente trovare una soluzione che neanche credi.

Cosa succederà se continuerai a guardare solamente le calorie?
- Cercherai di uccidere il grasso a occhi chiusi, senza sapere dove porre il mirino della tua arma.
- Non farai altro che alimentare il grasso sottocutaneo.
- Non ti metterai nell'ottica di usare le calorie del cibo in maniera diretta per anti/estrogenizzare l'intero tuo corpo.

Devi capire, al tatto o con il parere di un esperto, implementando tutto con qualche domanda tecnica, di che grasso stiamo parlando e lui saprà come adottare la migliore strategia per te.

Parliamo ora della cellulite: facendo un piccolo passo indietro mi piacerebbe poter dire che il tipo di grasso o addirittura la cellulite prescinde dal sesso; oramai è sotto gli occhi di tutti come i problemi ormonali stiano portando a una proliferazione degli stati adiposi in entrambi i sessi.

Per essere ancora più specifici, abbiamo visto come non sia propriamente una distinzione di sesso, bensì di ormoni, che dovrebbero prescindere del sesso. Che cos'è la cellulite?

Se mi segui, e sono sicuro che tu lo stia facendo, avrai sicuramente letto il mio ebook completamente gratuito, che ti fa entrare nel mio mondo partendo da questa spiacevole situazione. Senza dilungarmi troppo, capiamo subito che è un'infiammazione degli stati adiposi, che a lungo andare causa questa fastidiosa e inestetica situazione.

Causata da comportamenti sbagliati simili all'accumulo di peso, ma non uguali, deve essere trattata da mani esperte, perché ho visto più volte ragazze entrare in sala pesi con un difetto poco accentuato e ricadere sempre più in basso, per un intervento non corretto degli istruttori.

In modo similare ho visto troppo spesso persone affrontare un'alimentazione povera di calorie e vedere una buccia d'arancia appena accentuata diventare, in poche settimane e poi mesi, un pannicolo doloroso e fortemente accentuato.

Quello che non si deve fare è creare troppo lattato e quindi infiammazione che andrà solamente a generare un circolo vizioso. Consigliabile, anche fuori dalla palestra, ritagliarsi 5 o 10 minuti al giorno per eseguire manovre fondamentali, che faccio praticare quotidianamente a chi è nella mia Sfera.

Parliamo ora della ritenzione idrica: non è ovviamente uno stato di accumulo di grasso come ancora tante persone credono, ma nel medesimo modo si accanisce contro il soggetto determinando inestetismi e condizioni di vita quotidiana molto spiacevoli. Abbiamo semplicemente un ristagno di liquidi.

Molte persone sono convinte che questo ristagno sia solamente dato da un accumulo di sale, ma le cause sono decisamente più articolate.

Per prima cosa capiamo subito che il corpo non lavora a compartimenti stagni. Non si può prendere un solo fattore e a lui imputare un miglioramento, o in questo caso un inestetismo. Mi raccomando, fai attenzione perché questo nessuno te lo dice: bisogna sempre prendere in esame il sale in rapporto a qualcos'altro.

Sarà proprio il rapporto di tutti i fattori in considerazione: sale, acqua, potassio, calorie, attività fisica, a determinare lo stato del nostro corpo in merito alla ritenzione. Dire semplicemente che abbassare il sale significa sparare a salve contro il ladro e sapere di farlo.

Quello che dobbiamo fare invece è stimolare l'intero sistema linfatico attraverso meccanismi diretti, come detto sopra, e indiretti, cioè con la muscolatura.

Capisci subito in maniera netta che non esiste il grasso, ma esistono varie situazioni che chi redige il tuo piano alimentare deve sapere affrontare, e tu sai molto bene che chi lo ha fatto per te o ti ha consigliato di fartelo da solo, non ti ha donato tutte le armi cariche prima di andare in battaglia.

Ti vanti di essere da sempre indipendente nelle tue idee e di non accettare le opinioni degli altri senza una prova soddisfacente!

Per questo motivo, voglio mostrarti tutto questo aprendoti le porte al mio gruppo chiuso su Facebook:

FITNESS ILLUSION

Prova ad entrare in un mondo parallelo che ti farà capire che esiste una nuova possibilità che qualcuno ha voluto tu non scoprissi mai!

Aiutami ad aiutarti!

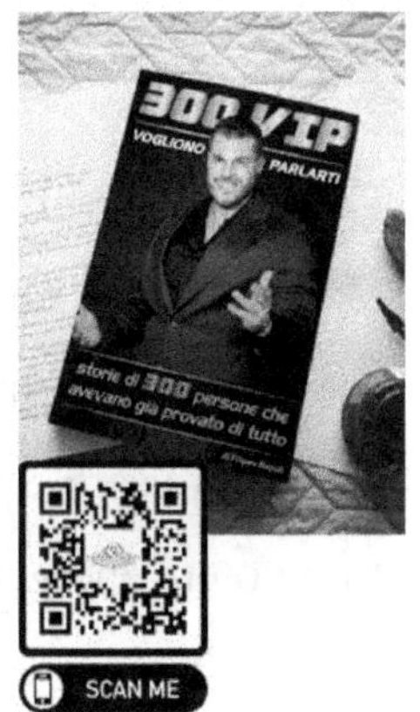

Fai parlare direttamente tutte queste mie testimonianze e lascia che ti invii a casa GRATIS questa prova, la quale sono l'unico a possedere.

Dott. Filippo Rispoli

Capitolo 4:

Come assumere la giusta quantità di carboidrati

Carboidrati la sera. Cosa conosci in merito ai carboidrati? Che tipo di terrorismo ti hanno fatto, in modo inutile? Sentiamo parlare dei carboidrati in merito al nostro stato di forma in ogni programma televisivo.

Ciò che devi comunque sapere è che sono fra i tre macronutrienti che ci forniscono energia, ma come hai finalmente scoperto dal capitolo precedente, non sono le calorie a essere cattive, ma chi non le sa usare e ti limita quando dovrebbe solamente sfruttare il loro potere energetico.

Sono sicuro che da quando hai iniziato una vera e propria battaglia contro l'adipe in eccesso hai sentito parlare del fatto che la sera i carboidrati andrebbero evitati. Da cosa nasce questo preconcetto?

Di norma, si pensa che mangiare zuccheri nelle fasce serali, dove di media ci muoviamo di meno, faccia andare in accumulo i nostri adipociti così da favorire un esubero di grasso. È veramente così?

I carboidrati dopo le 17.00 sono un vero e proprio veleno? È bene sottolineare che il consumo energetico durante il sonno non è poi così diverso da quello di inattività mattutina sedentaria, come lo stare seduti a una scrivania davanti a un computer.

Stai già capendo dove voglio arrivare, da qui si smontano tutte le teorie per le quali al mattino dobbiamo per forza mangiare carboidrati e alla sera no. Ti voglio spiegare qualcosa di veramente poco compreso, che come al solito ti farà cambiare totalmente idea sullo stato delle cose e ti farà capire quanto tempo perso, barattando la tua giusta ignoranza in materia con sofferenza inutile.

La sera, dopo il lavoro, l'adrenalina si abbassa. Anzi, per chi la notte ha difficoltà a dormire, una cena a base di carboidrati sembra possa favorire il riposo notturno, stimolando la produzione di serotonina (l'ormone del benessere) utile per dormire più rilassati e sazi.

In realtà i carboidrati non fanno necessariamente ingrassare e questo non cambia in base al momento in cui vengono consumati: si ingrassa principalmente per un eccesso di calorie introdotte e per una errata distribuzione di nutrienti rispetto al fabbisogno dell'organismo. Eccesso di calorie sia dirette sia indirette, come abbiamo visto.

Se si mangia più del necessario l'aumento di grasso corporeo è indipendente dalla composizione della dieta: a contare sono, infatti, le calorie totali in relazione al loro potere energetico per essere assimilate (indice dinamico degli alimenti).

Allo stesso modo, una corretta quantità di calorie calcolata sul fabbisogno energetico personale, e distribuita nelle giuste percentuali di nutrienti, non determina un aumento di peso, indipendentemente dal momento in cui vengono consumati alcuni alimenti rispetto ad altri.

Capisci che tutto il falso terrorismo a cui ti hanno obbligato a credere ti ha fatto per anni sentire in colpa se dopo il lavoro mangiavi carboidrati, quando il tuo corpo te lo chiedeva con forza.

Dobbiamo ricordare anche gli aspetti psicologici di poter mangiare i carboidrati la sera, avendo calcolato che possiamo permettercelo. Durante la giornata abbiamo spesso momenti frenetici e adrenalinici, che di per sé non necessitano di carboidrati, a maggior ragione se dobbiamo perdere adipe. Adrenalina alta e carboidrati sono una nemesi.

Quando abbiamo l'ormone dell'attività e della prontezza ai massimi livelli, siamo assenti di fame, ma spesso cosa succede: si alza anche l'ormone dello stress, e allora se non avremo fatto a priori un'azione di prevenzione contro la compulsività data dal cervello rettile (vedi capitolo 2), mangeremo immediatamente qualunque cosa, facendo sì che si scateni un accumulo di liquidi dati dai carboidrati, più adrenalina e cortisolo alle stelle.

Molto meglio avere un bonus o scorte in disavanzo, che ci permettano di non soffrire e ricadere in fame nervosa la sera, quando ci mettiamo sul divano o ci rilassiamo. Sono proprio questi i momenti peggiori, dove possiamo ricadere nella fame compulsiva con conseguente stato di alterazione dell'umore e forte senso di colpa.

Cosa succederà se eviteremo i carboidrati la sera, senza aver avuto precauzioni durante la giornata?

- Saremo soggetti a sgarrare quando l'adrenalina si abbasserà.

- Ne mangeremo in quantità maggiori che se fossimo partiti con l'idea di consumarne un giusto quantitativo.

- Riposeremo peggio, con conseguente stato adrenalinico la mattina e stesso discorso di adipe in accumulo.

Devi capire che la perfezione non fa rima con risultato, e tutto questo sacrificio non ha portato a nulla, quindi tieni un bonus di carboidrati la sera così da poterti assicurare un sonno migliore, senza che questo pregiudichi la tua forma, anche se dappertutto senti urlare il contrario.

I carboidrati alla mattina sono i tuoi peggiori nemici se… Tutti crediamo, o siamo sicuri che assumere carboidrati la mattina ci aiuti a ripartire, come se dovessimo imboccare un binario tanto diverso della sera. Quante volte hai ascoltato la frase: i carboidrati la mattina vanno mangiati, perché il nostro cervello si deve attivare, o altre amenità simili.

Dobbiamo riattivare muscoli e cervello, ma è sempre detto che i carboidrati la mattina siano d'obbligo? Dobbiamo capire che l'uomo moderno si porta dietro chili in eccesso che non vanno certo a perdersi durante le prime ore della giornata. Di solito, siamo costretti a passare dal letto alla scrivania, quindi tutto questo consumo energetico non è poi così attivo.

In passato, tutto questo aveva una sua logica, si passava dal dormire all'essere impegnati in attività quotidiane sfiancanti, ed è proprio qui che caricarsi di carboidrati, come fanno gli atleti di endurance, aveva un suo perché e una sua logica.

In teoria, indurre una minore risposta insulinica dopo una colazione a basso contenuto di carboidrati dovrebbe significare che possiamo prolungare la bassa insulina e lo stato di mobilizzazione dei grassi notturni, con conseguenti effetti netti sul peso e sulla perdita di grasso.

Vedi cosa abbiamo appena scoperto? Se stai seguendo un regime che ti porta a mangiare correttamente carboidrati la sera, comunque stai perdendo adipe e mantieni inalterata, nei termini del possibile, la risposta insulinica mattutina; la glicemia farà sì che la mobilitazione del tuo grasso perduri durante la giornata, come se facessi un vero proprio allenamento anche stando alla scrivania o in macchina nel traffico.

Quello che dobbiamo comprendere è che anche le ore e i ritmi circadiani non lavorano a compartimenti stagni, ma ingrassiamo o perdiamo peso limitandoci al discorso carboidrati quando tutto il bilancio energetico è oltre la soglia di guardia per troppo tempo.

Ciò che incide o possiamo tenere come parametro di base è avere bonus durante la giornata proprio quando sappiamo che saremo più soggetti a voglia di zucchero in bocca, e infine tenere a mente che, anche nel dimagrimento, avere una dose di carboidrati che sia funzionale durante il nostro allenamento non è altro che sconsigliato, specialmente se vorremo aumentare il nostro metabolismo con un allenamento ipertrofico. (Ricordi quando parlavamo di metabolismo basale, vero? Vedi capitolo 1).

Stai incominciando a capire che non per colpa tua sei stato immerso in un mare di luoghi comuni? Coloro i quali ti hanno sempre detto questo, facendoti credere che dovevi per forza soffrire se volevi ottenere risultati:

- hanno mantenuto le promesse?

- è cambiato qualcosa?

- cambierà il risultato se continuerai sempre a fare lo stesso?

Cosa succederà se metteremo in dieta *a priori* i carboidrati la mattina, senza aver avuto precauzioni durante la giornata?

- Smetteremo di mobilitare i grassi notturni.

- Alzeremo la glicemia in modo inutile, vista la nostra attività sedentaria.

- Toglieremo dei bonus che ci aiuterebbero molto la sera, quando l'adrenalina si abbasserà.

Non sto demonizzando i carboidrati la mattina, a patto che davvero ti servano in grande quantità. "Less is more!". La chiave di tutto è sempre la semplicità. Più riusciremo a essere semplici, più i nostri guadagni saranno reali; ti assicuro che essere semplici è fruttuoso verso il risultato, e farà davvero la differenza, ma il più delle volte ti occorrerà un vero *a priori* esperto per non incorrere a tua insaputa in errori banali.

Indice glicemico: avrai sicuramente sentito parlare dell'indice glicemico degli alimenti. Sembra oramai un argomento totalmente sdoganato, ma ci accorgeremo insieme che ancora non è stato detto tutto. Quindi cosa significa indice glicemico? Ovviamente ci riferiamo ai carboidrati.

Questi ultimi, senza guardare la loro classificazione, una volta che noi li assumiamo già dalla bocca iniziano la loro digestione, che li porterà in un determinato tempo a essere convertiti in zuccheri semplici, così che l'organismo possa sfruttarli. In base a quanto impiega il corpo a far salire la glicemia abbiamo la scala dei valori dell'indice glicemico.

Più un carboidrato è veloce nell'essere convertito in glucosio, più il suo indice glicemico è alto; il contrario se ci deve mettere molto tempo.

Credenza comune dice che dobbiamo guardare l'indice glicemico a sé stante senza curarci del resto. Sembra banale, ma quando parliamo con altre persone o navighiamo in rete non viene detto con così tanta foga che la vera spada di Damocle è il carico glicemico, cioè che quantità di un determinato glucide andiamo ad assumere.

Molte persone guardano più se questo carboidrato sia semplice o raffinato, per poi mangiare a dismisura senza curarsi della quantità che stanno assumendo. Non ti voglio dire che l'indice non sia importante, ma deve sempre essere messo in relazione con la quantità alimentare.

Esiste però un altro parametro che ci misura, a parità di calorie date dai diversi alimenti, la risposta insulinica. Si chiama indice insulinico. La differenza con il glicemico è che qui guardiamo tutti gli alimenti. La variabile indicata non è la glicemia, ma l'insulina.

Al contrario dell'indice glicemico, l'indice insulinico è una misura che tiene conto dei macronutrienti in termini calorici, e non in termini di quantità in grammi.

Come vedi, spesso si punta il focus solo sui carboidrati, guardando un indice importante ma non sufficiente a farci perdere o tornare la forma desiderata. Concetto poco compreso, che cambia totalmente lo stato delle cose, è l'indice insulinico, che ci obbliga a tener conto a livello calorico di tutti gli alimenti.

Dobbiamo quindi capire che si riferisce ai diversi tempi di assimilazione e all'intensità di secrezione dell'ormone a parità di valore calorico.

Spieghiamoci meglio: tutti gli alimenti hanno un indice d'insulina che deve essere espresso a parità di calorie in base alla velocità di secrezione da parte del pancreas dell'insulina, il nostro ormone più anatolico, ma anche più ingrassante.

Non riguarda solo la concentrazione di glucosio a livello ematico, ma la produzione vera e propria di insulina su tutti gli alimenti.

Una giusta nutrizione non dovrà guardare solamente l'indice glicemico, come fa la maggior parte delle persone, ma soprattutto il carico glicemico in relazione agli altri cibi per avere l'indice insulinico.

Possiamo in qualche modo regolare questi fattori? Andiamo per gradi:

- parlando di indice insulinico degli alimenti, abbiamo qualsiasi tipo di tabelle nutrizionali in rete e con la tecnologia odierna riusciamo ad avere ogni tipo di informazione, quindi risulta tutto molto semplice.

- Parlando del carico glicemico ovviamente siamo noi a determinare le quantità di cibo che introduciamo e quindi determiniamo il nostro destino.

- Parlando di indice glicemico abbiamo, oltre alle tabelle, anche dei modi molto semplici per regolare la velocità di innalzamento della glicemia nel sangue.

- Possiamo riferirci alla retrogradazione dell'amido, al mangiare più fibre non contenute nei glucidi, a mangiare più grassi, addirittura proteine che rallentino lo svuotamento gastrico e l'innalzamento glicemico.

Non vado all'interno di questi concetti, che saranno molto facili da trovare in rete, perché non è questa la "mission" del presente libro.

Cosa succederà se guarderai solamente i carboidrati senza capire questi valori?

- Non comprenderai come incrociare tutti i vari alimenti, guardando solo la facciata del macronutriente, senza capirne il suo scopo e la sua direzione e le conseguenze nel tuo organismo.

- Avrai un occhio coperto e quindi fallirai senza capirne la causa.

- Non sapendo manipolare a tuo vantaggio tutti questi valori e giocando con essi, il risultato sarà catastrofico, lasciandoti affamato più di prima con il girovita sempre più largo.

Ciò che devi fare, senza diventare un vero calcolatore umano di calorie o esperto di tabelle, è combinare il tutto per capire che nessun dogma è così stringente come credi.

Affidarti a qualcuno che non ti dica mai che qualcosa è giusto o sbagliato *a priori*, ma che spiegandoti sappia cucire tutto su misura per te in forma sartoriale, facendoti avere il miglior risultato possibile e senza darti più effetti yo-yo.

Capitolo 5:
Come perdere peso efficacemente

Nei capitoli 2 e 3 abbiamo smontato pezzo per pezzo dogmi ai quali per troppo tempo hai dovuto sottostare, facendoti abbassare il tuo stato di soddisfazione quotidiana.

In questo capitolo voglio donarti ancora delle armi cariche nei confronti di chiunque voglia sminuire il tuo giusto problema e non ti dica mai le cose come stanno veramente.

Per troppo tempo ti sei sentito il dito puntato ed escluso dalla verità, quindi ci voleva qualcuno che si prendesse l'onere di scriverti tutto questo.

Ti voglio enunciare tutti quei fattori secondari che però, messe le basi che ci siamo già detti, sapranno portarti al traguardo senza che tu debba uscire di strada ricominciando da capo il tuo cammino.

Voglio aiutarti perché conosco molto bene la tua situazione e perché, se sei arrivato fino a questo punto, hai preso per mano il tuo destino e hai bisogno che qualcuno si prenda la responsabilità di accompagnarti passo passo per mano al tuo obiettivo.

Quindi lascia da parte ogni convinzione limitante e sposta il tuo focus in questo capitolo, che sono sicuro ti darà altre basi per combattere le inesattezze che ti hanno raccontato, alimentando il tuo senso di disfatta giornaliera.

Ti voglio enunciare tutti quei fattori secondari, non meno importanti però, che saranno fondamentali nel tuo cammino.

Ti capisco, vorresti subito soluzioni facili e prive di spiegazione. Quanto vorrei anch'io avere un "done for you" che vada bene per tutti, ma purtroppo non è così.

Per farti giungere al tuo obiettivo e non permetterti di ricadere nel tuo errore non posso fare altro che dirti tutto al contrario, conscio che quando arriverai ai fattori che determinano l'80% del risultato, sarai preparato a non porti più domande senza avere già le risposte. Andiamo avanti considerando i seguenti fattori uno alla volta.

Bisogna bere. Spesso crediamo che più beviamo, più accumuliamo acqua, invece bere molto ci aiuta a disintossicare l'organismo e a espellere più acqua sottocutanea, migliorando la ritenzione idrica. Tutti sentiamo dire da chiunque che dobbiamo bere, che dobbiamo idratarci, ma poi sinceramente lo facciamo?

Spesso questa cosa sembra essere pleonastica da descrivere, ma troppe volte sento asserire senza cognizione di causa: sono gonfio perché ho bevuto troppo. Sono sicuro che anche tu abbia sentito questa situazione molto poco compresa.

Siamo certi di assumere la quantità giusta di acqua per il nostro obiettivo? Voi mi direte: anche l'acqua ora devo calcolare?

Non ti voglio mentire, all'inizio un poco di attenzione dovrai metterla anche tu, ma dopo, preso il ritmo, sarà il tuo stesso corpo a chiederti di bere a sufficienza, così che tu possa dedicarti ad altro.

Ciò che posso consigliarti non avendoti vicino o davanti a me, come faccio per chiunque è nella Sfera, è di bere almeno 3 litri di acqua al giorno, non tutti ovviamente in una volta, ma piano piano durante la giornata ed essendo consci di bere il meno possibile durante i pasti.

Una regola importante dice di smettere di bere 10 minuti prima del pasto e riprendere 10 minuti dopo. Che acqua bere?

Ti posso assicurare che vivere in Italia, per quanto se ne dica, ci aiuta nel poter scegliere tra un'ampia gamma di acque minerali, tutte giustissime così come quella del rubinetto. Non fermarti a quello che di irrisorio ti dicono, l'importante è che tu beva.

Tutte le calorie a parità di valore sono uguali? Per prima cosa, i diversi macronutrienti utilizzati fanno avere risultati diversi al nostro organismo. Ogni caloria assunta da diverse fonti permette al corpo di consumarne in differenti quantità per assimilarla.

Quello che però vorrei farti capire è che qui ti parlerò proprio di alcuni cibi da evitare, sempre a meno che non parliamo di "cheat meal" vero e proprio.

Quello che dobbiamo comprendere è che sono un fautore del pianerottolo della tua settimana, dove ti concedi uno, due, massimo tre pietanze diverse dalla tua routine, ma dobbiamo capire che ci sono veri e propri alimenti da evitare *a priori*, a patto che non parliamo di feste comandate o situazioni dove dire di "no" diventa più stressante che stare a dieta.

Sciroppi, bevande zuccherate, fruttosio in abbondanza, grassi idrogenati, fritti non cotti a dovere sono tutti alimenti che non ci danno il minimo aiuto nel nostro percorso e che ovviamente vanno usati con moderazione quando effettuiamo qualche sgarro.

Purtroppo proprio il fruttosio ha assunto agli occhi della gente la nomea di zucchero che non fa male e viene addizionato a ogni alimento confezionato, ma ti assicuro che non dobbiamo solo guardare l'indice glicemico, come già fatto in precedenza, ma considerare se ci aiuta a rifornire i nostri muscoli, ad esempio di glicogeno, oppure se intasa solo il fegato e non ci fa eliminare gli acidi grassi. Questa cosa sono sicuro che nessuno te l'ha mai spiegata.

Il nostro corpo converte ogni carboidrato in zucchero semplice per poi essere stoccato sotto forma di zucchero complesso nei muscoli o nel fegato.

Ciò che non ti hanno mai messo in chiaro è che una volta saturato pienamente, il glicogeno del fegato in surplus viene utilizzato per alimentare i nostri adipociti.

Ci sono però degli zuccheri che in barba all'indice glicemico, magari inferiore, hanno un canale privilegiato per la saturazione a livello epatico: il fruttosio, per l'appunto.

Impariamo a non mangiare cibi raffinati e cibi ricchi di queste sostanze nel quotidiano. Per riuscirci appieno ti consiglio e ti esorto a leggere tutto con la massima attenzione sino alla fine.

Consumare più pasti al giorno: avrai sentito più volte parlare di soluzioni che ti permettono di mangiare solo una volta al giorno e avrai avuto casi che dimostrano questo, non solo scientificamente, ma anche nel concreto. Ti assicuro che si può fare e che è una via percorribile.

Quello che però mi chiedo spesso è questo: come divulgatori, come possessori di quelle abilità necessarie, non dovremmo trovare il modo più semplice e più efficace per farti perdere peso?

Molte volte vedo l'instaurarsi di questo comportamento: creare qualcosa di difficile – dopo ti spiegherò perché – e trovare una soluzione che sia scientificamente avvalorata che la supporti.

Per prima cosa, chi conosce la materia sa fare tutto, il contrario di tutto, e sa divulgare tutto e il contrario di tutto. Quello che cambia poi è il risultato più efficace sulla maggioranza delle persone. Perché dico che mangiare meno volte non ci aiuta che fare più pasti al giorno?

Perché le persone tendenti a essere in sovrappeso, quelle con la motivazione più bassa e con la forza di volontà non così forte sono spesso risucchiate nel senso di riprova sociale? Non hanno abbinato uno scopo forte e quindi sono soggette a cambi di decisione su una base del tutto sbagliata.

In un mondo dove mangiare è alla base di qualunque situazione quotidiana, è più facile aiutarle e dir loro come ovviare al problema e risolverlo per via parallela piuttosto che abolire completamente quel problema secondo uno schema che non vada a completare l'ambiente circostante.

Scientificamente è giusto fare più pasti; farne solo uno ci pone estremamente in contrasto con le persone e ci induce per nostra natura a uscire dal binario.

Ciò che funziona per te non è solo ciò che è avvalorato scientificamente, ma ciò che ti viene facile per il tuo percorso e per tutte le situazioni esterne che magari remano contro di te.

In quel momento poi ci sentiremo frustrati e non carichi per intraprendere un nuovo inizio, mollando tutto e ripartendo ancora una volta sconfitti.

Ancora più a fondo, una persona la quale si avvicini al metodo del pasto unico avrà molta più sensazione di fame che un'altra che fa più pasti ben intervallati tra di loro. Molti potranno dirmi che dobbiamo arrivarci per gradi, ma è lì il problema: più la persona si staccherà dall'abitudine comune, più sarà soggetta a ribellarsi e a tornare alle vecchie dannose abitudini.

Che cosa sono le fibre? Spesso ne sentiamo parlare, ma siamo sicuri di avere appreso veramente il concetto? Quando ci nutriamo e abbiamo davanti il nostro piatto, sappiamo riconoscerle?

Quando incontriamo qualcosa che il nostro organismo non è in grado di digerire, siamo davanti a una fibra. I nostri enzimi non riescono totalmente, o vi riescono solo in parte, a trasformarla. In base a questa classificazione abbiamo fibre solubili o insolubili in acqua. Che vantaggi ci apportano?

Fondamentalmente te ne voglio elencare solo due, in relazione al "must" di questo libro, fornirti il 20% di informazioni utili per il tuo 80% e non intontirti di informazioni per farti vedere quanto sono colto e bravo.

- Rallentano i tempi di svuotamento gastrico e quindi ci donano un senso di sazietà: questo vantaggio ci porta tutti quei benefici di riuscire a mantenere un'alimentazione corretta per più tempo, senza avere cali di motivazione dati dalla fame.

Ti voglio anche donare un consiglio utile: molto meglio le verdure crude prima del pasto che le verdure cotte dopo il pasto.

- Rallentano/riducono l'assorbimento di glucidi semplici: lo abbiamo visto anche con l'indice glicemico, ma apportare un giusto quantitativo di fibre ci aiuta a rallentare l'assorbimento di taluni alimenti, donando meno picchi insulinici e aiutandoci in maniera indiretta a mantenere il peso.

Fondamentalmente, il nostro organismo deve spendere più energie nell'assimilare i cibi. Ora so molto bene che tu ti stai chiedendo: quanta quantità di fibra è consigliata ogni giorno?

Ovviamente dobbiamo tener conto dell'obiettivo e dello stato di partenza ma, più o meno, 35/40 grammi al giorno sono sufficienti e necessari.

Devo tener conto che sto parlando "uno a tanti", quindi essere più specifico mi metterebbe in uno stato di falsità. Significa che ti sto dicendo di pesare le verdure? Assolutamente no!

Significa che ti sto dando una linea guida, che ti sia di aiuto nel quotidiano, ma non ti direi mai di pesare – specialmente nelle fasi iniziali e intermedie del percorso che vedremo in seguito – quegli alimenti poveri o assenti di calorie come le verdure.

"Refeed" e "cheat meal": spesso sento parlare di sgarro e di fuoriuscita dalla dieta o dal piano nutrizionale. Come già detto, il modo in cui ci parliamo fa tutta la differenza del mondo e ci fa visualizzare in maniera completamente diversa ciò che dobbiamo ottenere.

Il mio messaggio non dice che devi non seguire il tuo corpo, ma ti esorta a tenere sempre i piedi ben ancorati al terreno, dicendoti che non puoi essere perfetto e devi saperti ascoltare.

- Ma come sgarrare è un punto fondamentale?
- Mi vuoi dire che non devo seguire i tuoi dettami?
- Posso fare di testa mia e mangiare ciò che voglio?
Lo so che ti stai chiedendo tutto questo.

Capisco che la sola vista di questa parola ti abbia messo in subbuglio, ma non sto dicendo questo. Conosco bene le persone e vedo spesso gli errori che non permettono loro di arrivare dove vogliono, o nella casistica migliore fanno sì che perdano tanto tempo, da considerare questo un prezzo troppo alto per andare avanti nel cammino.

Capiamoci subito: un percorso va fatto con la massima cura, ma con la medesima dedizione ti esorto ad ascoltarmi, anche perché che obiettivo avrei nel dirti di sgarrare? Devi capire che la tua motivazione non è così forte, non è così dura e quindi premiarti con del cibo non farà di te un cane, ma una persona di successo.

Quando alternare "refeed" puliti con cibo spazzatura? I "refeed" hanno il compito di farti seguire un piano ipocalorico per stimolare a dovere gli ormoni, come detto nei capitoli precedenti; gli sgarri, invece, quello di donarti quella spinta giornaliera nel fare di più e farlo meglio.

Consiglio vivamente di annotarsi su un calendario i giorni buoni e i giorni cattivi, dove abbiamo seguito meno o del tutto il piano, per capire il nostro andamento e cercare di essere meno coinvolti psicologicamente dal percorso. Perché non dobbiamo essere coinvolti? Perché ciò che è successo non risuccederà, anche se tu ne hai paura.

Vedere l'alternanza di segni verdi e rossi sul calendario ti farà capire che sai rialzarti e riprenderti, e ti donerà molta più forza.

Le 10 cose da "non" fare se decidi di perdere peso:

- non dirlo a nessuno: se lo diciamo a qualcuno abbiamo la riprova sociale e per coerenza verso noi stessi riusciremo meglio;
- evitare i cibi preferiti: nello sgarro si deve mangiare, limitandosi vuol dire non avere quel benamato pianerottolo;
- fare la fame e saltare i pasti: porterà solo a ricadere nella fame nervosa;
- la vostra forza di volontà non esiste altrimenti non sareste qui, quindi fate gli sgarri;
- meglio trovarsi un compagno: va bene solo e solamente se questo sarà veramente motivato, sennò andrà anche peggio;
- la perfezione non esiste;
- non è questione di cibo ma: pensare positivo, sentirsi meglio, fare attività, mangiare in maniera coerente;
- un cambiamento alla volta: mai voler fare tutto e subito, perché se ci mettiamo a fare una cosa alla fine la facciamo bene. So che ti farò arrabbiare, ma se veramente avessi la verità in tasca non staresti qui a leggere queste pagine;

- aspettative segmentabili e reali che si alzano poco a poco;

- buttare la bilancia;

- non seguire gli altri: se segui gli altri nei loro obiettivi, nelle loro aspettative, nei loro desideri non crei tu un vero percorso e sarai sempre dipendente da loro, come lo sei stato con il cibo.

Problema delle coppie demotivanti, e problema famiglie. Amici che non comprendono. Torniamo al "mindset": la mia amica fa, la mia amica ha perso, la mia amica fa la dieta. Ma la tua amica ha ottenuto dei risultati? E, soprattutto, viaggia con la tua macchina ed è partita da dove partivi tu?

Tutte queste considerazioni non vengono mai prese sul serio, ma sono spesso l'ago della bilancia nella vita reale e non nei libri.

Andiamo avanti e capiamo come impostare le due fasi per il raggiungimento progressivo del nostro obiettivo, in salute, senza perdere la felicità e godendoci il viaggio, nonostante ci abbiamo già provato cento volte.

Come cambierai il corso delle cose? Arrivato fin qui, hai avuto la bravura di leggere tutte quelle informazioni utili, necessarie ma non sufficienti a farti iniziare il tuo percorso di dimagrimento.

Ti ho fornito quelle abilità per far sì che non iniziassi subito a spada tratta a togliere calorie come al solito, sperando in un esito diverso.

La risposta al segreto dato all'inizio del libro non è nella dieta, come avevi già compreso leggendo tutti i capitoli, bensì sull'esigenza di modificare il nostro modo di reagire ai segnali mandati dal cervello, quindi modificare il nostro comportamento.

Come hai visto, qui non si raccomandano pozioni magiche o assurdità che hanno il solo scopo di tenerti legato a un gioco che, a mano a mano che vai avanti e persisti nell'errore, non fa altro che strozzarti, ma un vero e proprio metodo replicabile per controllare la risposta alla fame e un modo per alterare la risposta all'appetito, senza avere stress da diete stringenti.

Il prossimo capitolo sarà per te come un vero fulmine a ciel sereno. Ti ho donato tutti quei fattori secondari, che in queste poche pagine ti hanno fatto capire immediatamente cosa sei stato obbligato ad accettare, senza che nulla cambiasse veramente.

Stai prendendo atto pian piano di tutto ciò che di sbagliato hai fatto a tua insaputa e stai per entrare nella fase più importante del libro, quella parte che ti vedrà sguainare la spada e combattere ad armi pari contro tutti i colpi che hai ricevuto al fronte, senza armatura, in questi anni. Buona caccia!

Se vuoi non solo conoscere il mio metodo nell'intimo ma apprendere tutti i passaggi storici che ti hanno portato a dover sottostare a regole non scritte, che hanno sentenziato il tuo fallimento, visita questo link: https://filipporispoli.com/fitness-illusion/.

Entra nel mio gruppo chiuso

FITNESS ILLUSION

Fai parlare direttamente tutte queste mie testimonianze e lascia che ti invii a casa GRATIS questa prova, la quale sono l'unico a possedere.

Dott. Filippo Rispoli

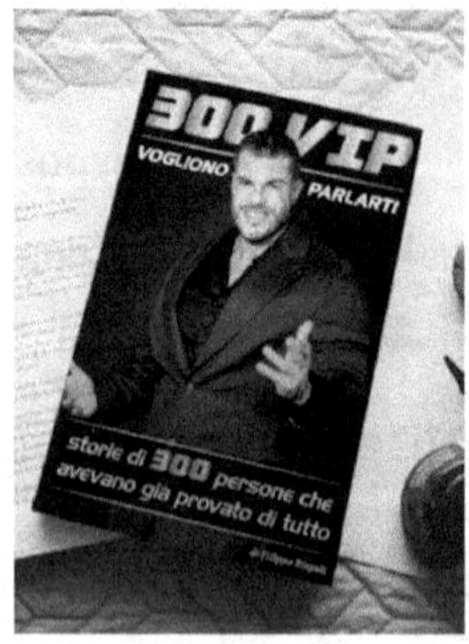

Capitolo 6:

Come mangiare in maniera equilibrata

Vorresti avere un vero vantaggio sleale nei confronti di chiunque ha sempre detto che non saresti mai arrivato al tuo sogno e ti ha puntato il dito contro lasciandoti escluso dalla verità? Come fare ad avere questo vantaggio competitivo verso il tuo organismo?

Ecco il mio nuovo metodo, che ha permesso a centinaia, se non migliaia di persone di non avere più l'incubo del peso ogni mattina e di vedersi meglio, rincorrendo a piene falcate i propri obiettivi.

Ricorda che abbiamo sempre avuto la soluzione davanti ai nostri occhi, ma non abbiamo mai messo in fila i puntini. Ti voglio presentare… Dinamikcal.

Dinamikcal ti permetterà di non contare più le calorie, di mangiare carboidrati anche la sera, senza più essere costretto a essere un calcolatore umano di calorie, anche se chiunque là fuori vuole farti credere l'esatto contrario.

Ti voglio donare 12 passi da intraprendere oggi stesso, nell'ordine che ti dirò io, così che ciò che è stato fatto in modo non preciso prima e ti ha portato al fallimento, non riaccada più.

Dinamikcal si propone non solo di farti arrivare alla tua miglior forma, ma di non farti più avere effetti yo-yo e qualora tu salga di livello e vada al passo successivo, possa aver preso coscienza di tutto affinché nulla ti obblighi a tornare indietro dovendo ricominciare daccapo.

Ora, l'unica cosa che devi fare è leggere e prendere coscienza che tutto ciò te lo meriti davvero, e nulla è stato mai indicato da qualcuno che ha sofferto le pene dell'inferno per anni.

Per prima cosa ti indico la parte iniziale, cioè:

1. *Sapere quali cibi mangiare.*

Abbiamo già visto in precedenza che al nostro corpo servono energie per immagazzinare i diversi macronutrienti. Ecco perché contare le calorie, in questa fase, non serve a nulla.

Dobbiamo capire cosa mangiare e cosa non mangiare. Mi dispiace dirlo, ma in questa fase le chilocalorie grasse sono più grasse.

Sembra un ossimoro, perché le chilocalorie sono sempre calorie e svolgono la loro funzione termogena, ma il corpo utilizza a sua volta calorie per immagazzinare i grassi rispetto ai carboidrati e soprattutto alle proteine, quindi in questa fase eliminare tutti i tipi di grassi sarà molto importante.

Dobbiamo ricordare che veniamo da una fase di purgatorio alimentare, che ci ha portato a mangiare di tutto, e non mi sto certo riferendo a grassi omega 3 o polinsaturi, ma a tutti quei grassi trans, idrogenati e saturi.

Eliminiamo anche ogni tipo di cibo raffinato e nei casi più intolleranti anche tutti i tipi di latticini. Stessa sorte per carni grasse e tutto ciò che non deve essere cucinato, ad esclusione di frutta e verdura.

Particolare attenzione ai cibi che contengono la dicitura dietetica, senza zuccheri aggiunti; imparate a leggere l'etichetta dietro ai cibi e non quello che viene scritto davanti per attirare il consumatore.

2. *Mangiare quando si ha fame.*
Evitare come la peste quegli alimenti che ci hanno portato epigeneticamente a ingrassare (cibi del sentimento, cattivo effetto del cibo sul nostro umore) e metterli come sgarro; ti esorto ad ascoltarmi, non pensare di dover ricadere in privazione, sai bene cosa ti comporterebbe.

Così facendo torneresti a quello stato di limbo, dove non sai cosa sta funzionando veramente e la coperta sarebbe troppo corta.

Tu forse potrai obiettare che mangiare quando si ha fame porti a mangiare di più, ma ti assicuro che non hai la minima idea di tutte le calorie inutili che assumi quando queste non sono veramente controllate dai tuoi sensi, e per questo andremo avanti nel libro.

Quante volte ti è capitato di mangiare per fame nervosa?

Avrai un migliore appagamento dal cibo. Il mainstream dice: contare calorie e sapere bene che macro sto assumendo. Bene ma non benissimo. Questo genera stress e auto-sabotaggio.

In questa fase tu devi capire che mangiare non è portare qualcosa alla bocca, bensì nutrirsi in maniera consapevole degli alimenti di cui l'organismo ha veramente appetito e non fame nervosa.

Bisogna fare una vera lista di quello che possiamo e non possiamo mangiare. Anche se nessuno di voi è del settore, ognuno sa bene in cuor suo quali alimenti siano nocivi per il corpo e quali no, ma comunque sia in questa fase non dobbiamo essere troppo rigidi.

3. *Fare la spesa.*
Potrà essere banale, ma allora perché quando entro in un qualunque market per la spesa settimanale vedo persone girovagare come attirate da luci e colori, senza un briciolo di lista che semplicemente dica cosa devono prendere e cosa non devono neanche guardare?

Fare la spesa non vuol dire subire le offerte del market, ma andare a colpo sicuro sugli alimenti che sappiamo di avere in lista, prenderne in quantità settimanali, mai giornaliere e stop. Dico che non devi fare troppo spesso la spesa? Assolutamente sì!

Per mia esperienza, entrare più volte a contatto con alimenti cheat porta le persone a sgarrare di più, e poi spesso mi dici che non hai tempo. Che senso ha andare più volte durante la settimana a prendere le stesse cose?

Sappiamo bene entrambi perché vuoi andarci più spesso, per avere una scusa interna e dire: era lì che mi aspettava, che mi guardava e inserire così nel tuo scrigno (la tua casa) alimenti non consoni.

Ovviamente molti come me avranno bambini in casa, persone con cui convivono che mangiano altri alimenti, e allora che fare? Io stesso sono in questa situazione con due splendidi figli.

Il mio consiglio, anzi la mia direttiva, è: comprarli ma destinare alla casa o al frigo una parte di quegli alimenti, così da andare immediatamente in contrasto con la propria identità laddove vogliamo prenderne una manciata.

Tutto questo risulta un'arma fondamentale contro la fame nervosa e fa sì che il tuo cervello rettile non riesca a mantenere il focus e tutto passi sulle spalle del razionale, il quale ti farà arginare se ti serve davvero o no quell'alimento, così con il cervello emotivo darai una correlazione emotiva positiva alla cosa e riuscirai a ripeterla più volte nel tempo e a sostituire una vecchia abitudine con una più performante.

Ti sembra banale tutto questo, lo era anche per me, ma proprio con queste piccole grandi mosse ho perso moltissimi chili e continuo a farli perdere alla totalità di persone che entra nella Sfera! Impariamo anche a leggere molto bene le etichette ed evitare di andare a fare la spesa quando abbiamo troppa fame.

Arrivare in un luogo pieno di opportunità e tentazioni con un senso di fame esagerato indurrà a buttare qualcosa di non consono nel carrello.

4. *Cucinare.*

Ti assicuro che questo, per mia esperienza, è lo step più ostico per tutte le persone che devono perdere peso. Non solo mangi velocemente e senza sapere cosa stai mangiando, ma fondamentalmente non lo cucini.

Tutto pronto, tutto inscatolato, l'importante è farlo in poco tempo. Ovvio che poi, quando vi disponete finalmente ai fornelli, lo fai mettendo in padella ogni genere di cibo. Normalissimo, lo farei anch'io! Succede perché non è una pratica a te familiare.

Per cucinare intendo anche attuare soluzioni pronte, ma ricercate, le quali siano fonte imprescindibile di qualità; questo farà sì che il vero scopo della cosa sia sempre forte in te, prendendo coscienza di quello che assumi.

5. *Mangiare senza assillo, ma controllando il vero appetito.*
Dobbiamo sapere che noi abbiamo difficoltà nel capire quando il nostro corpo ci chiede nutrimento e quando ci chiede aiuto, che noi colmiamo con del cibo.

Quando mangiamo deve essere per vero appetito o fame reale, non mera voglia di qualcosa che non possiamo avere, che noi cogliamo con qualche cibaria. Dobbiamo mangiare con lo stomaco e non con gli occhi solo per la voglia di finire tutto.

A tale argomento faccio accumunare anche il fatto che mangiare significa gustare ciò che stiamo mettendo in bocca, e non possiamo fare questo se siamo in un altro mondo. Come mangiare in telecinesi davanti alla tv, mentre facciamo altro senza prestare la minima attenzione a tale pratica.

Alla fine del pasto non sapremo cosa abbiamo mangiato, quante calorie, quanti piatti, con il totale non controllo della cosa.

Regole generali della fase 1: non togliere mai in questa fase i carboidrati la sera; togliendo nelle fasi meno adrenaliniche della giornata i carboidrati, andiamo ad alzare di molto la possibilità di sgarrare. Non è questo il momento di darci privazioni, perché siamo nella fase iniziale di un nuovo metodo, non possiamo farlo rinunciando a troppe cose.

Togliere i carboidrati la sera in questa fase, a patto che questo serva realmente per dimagrire – come visto nei capitoli precedenti – significherebbe andare ad aumentare lo stress, quindi fallire clamorosamente.

Molti crederanno di non fare la dieta solo perché siamo abituati a un concetto di dieta che è molto diverso da ciò che apporta i veri risultati. Le cinque fasi sono imprescindibili quando dobbiamo iniziare un percorso di nutrizione.

Sono spesso costretto a farle seguire anche a persone che credono di sapersi alimentare correttamente, ma il loro corpo invia segnali ben diversi.

Quando lo studente avrà appreso nel concreto tutte queste fasi senza avere troppe ricadute (comunque ricordiamoci che all'inizio sono normali) passeremo alla fase 2. Se si anticipasse la fase 2 si alzerebbe troppo lo stress, ricadendo in fame nervosa, così da riprendere da capo il ciclo.

Riassumendo, per la fase 1:

- non saltare i pasti principali e inserisci degli spuntini tra un pasto e l'altro per non avere mai una fame eccessiva. In questo modo riuscirai a mangiare lentamente e a scegliere meglio perché avrai più controllo;

- ascolta la sensazione di sazietà, il nostro stop naturale. Ti aiuterà a non mangiare in eccesso. Riempire meno lo stomaco ne riduce un po' il volume, permettendoti, poco alla volta, di saziarti prima;

- assumi un'adeguata quantità di frutta, verdura e legumi e prediligi i cereali integrali per aumentare il volume dei pasti e percepire una sazietà maggiore;

- bevi acqua. Riserva le altre bevande per occasioni speciali e sempre in quantità limitata;

- mettiti seduto al tavolo e mangia senza farti distrarre dalla tv o dallo smartphone. Devi essere concentrato su quello che mangi;

- impara a leggere le etichette per non farti influenzare da pubblicità e proclami salutistici fuorvianti. Capirai così il valore calorico degli alimenti che comprerai e potrai scegliere in modo consapevole;

- quando vai a fare la spesa fallo sempre a stomaco pieno e munito di lista. In questo modo acquisterai solo quello che serve davvero;

- mangia ciò che vuoi, cucinandolo ed evitando scrupolosamente i cibi non consentiti;

- riserva alle proteine il giusto ruolo. Non voglio dare numeri in questa fase, ma ti assicuro che mangiando secondo coscienza sarai più intenzionato a non assumerne in quantità troppo elevata, mentre nella seconda fase sarà tutto diverso.

Credo proprio tu abbia risentimento e rabbia per tutti coloro, che chiedendoti un misero obolo, hanno lucrato con dolo alla tua frustrazione.

P.S.: attenzione, se dovessi capire che hai saltato qualche fase oppure pensi che qualcosa non stia andando nel modo più giusto, torna all'inizio e riprendi il percorso, che si rivelerà vincente solo quando le fasi saranno effettuate per lungo tempo e in ordine.

Hai capito molto bene che questa prima fase è di preparazione alla seconda, che farà in modo di dare il colpo finale ai tuoi chili di troppo.

Più o meno quante calorie mangiare? Cominciamo col capire che assumere calorie di per sé fa aumentare di peso e di grasso. Tutto questo, in modo diretto e senza ulteriori spiegazioni.

Detto questo, è fondamentale pianificare secondo logica la nostra alimentazione, e sicuramente necessitiamo di più pasti. Io sconsiglio sempre di fare pochissimi pasti o addirittura uno solo, come già spiegato abbondantemente.

Lo evito non perché non possa funzionare a rigor di logica, ma perché lo vedo molto più difficile nella pratica per avere un fisico desiderato. Possiamo e dobbiamo avere un bilancio azotato positivo e fare piccoli pasti al giorno migliora questa condizione.

In questa fase gli integratori sono ancora più importanti, perché prima abbiamo imparato finalmente cosa per noi non andasse bene e come dovessimo imboccare il binario, ora comunque sia avremo delle fasi di carenze caloriche o comunque fasi più dure.

Aumentare e integrare la nostra dieta con integratori proteici e specialmente con complessi multivitaminici e minerali è la soluzione più indicata. Il nostro organismo funziona a catena.

Se in qualunque parte della catena manca un nutriente o parte di questo, l'integratore accorrerà in aiuto. Non potendovi avere uno per uno davanti a me, vi darò delle linee guida generali su come adottare il primo schema per la vostra nutrizione.

Calcolato il vostro basale, dovrete implementarlo con il vostro stile di vita più le volte che andate in sala pesi: a questo punto potete certamente usare qualunque applicazione che trovate in rete, anche se per non alzare lo stress il mio consiglio, che diventa un vero e proprio ordine, è di contattare sempre un esperto.

Avendo visto le calorie di massima, la ripartizione dei macronutrienti sarà più o meno così:
- proteine più alte o più basse a seconda dei periodi di definizione o ipertrofia;
- carboidrati: a seconda del periodo o dell'esercizio fisico assunto, e del tipo di sforzo perdurato;
- grassi: non azzerati con un 80% di polinsaturi, senza che però i saturi vengano relegati allo zero.

Per scendere in maniera corretta ricordo sempre di:
- non andare oltre il gap calorico del 15% di ogni variazione;

- la perdita di peso dovrà essere lenta e costante;

- se tu pesi più o meno di 80 chili non dovrai perdere più di un chilo a settimana, che è comunque già tantissimo.

Si ridefiniranno le calorie davanti a uno stallo prolungato del peso, non prima. Spesso persone che stanno eseguendo un ottimo percorso vogliono scendere ancora di più di calorie, ma ottengono l'effetto opposto.

Programmare dei periodi di ricarica per aumentare i livelli di leptina e non far addormentare tutto il nostro ciclo. Più o meno inserire una settimana di normocalorica ogni 3 o 4 settimane di ipo!

Specialmente quest'ultima frase giustissima deve fare riflettere su come il soggetto non riuscirebbe mai a fare questo salto mentale di mangiare di più se prima non avesse impiegato il giusto tempo per assorbire mentalmente gli step della fase 1 di Dinamikcal, imparare a mangiare ecc.

Se non si dovesse seguire la prima fase, in questa importante scaletta di susseguirsi di azioni, il soggetto ricadrebbe in una fame nervosa compulsiva che lo farebbe solamente rientrare in una virtuale ma inesorabile ruota del criceto.

Proteine: atleti di sport di forza ("resistance training") necessitano di maggiori quantitativi proteici per massimizzare i processi di adattamento. Questo fabbisogno aumenta in contesti di ipo-alimentazione. Il fabbisogno aumenta in maniera inversamente proporzionale alla percentuale di massa.

Carboidrati: un eccessivo deficit di carboidrati comporta una perdita in termini di performance. Un'assunzione di carboidrati a ridosso dell'allenamento comporta un miglioramento della performance e riduce la deplezione di glicogeno muscolare.

Grassi: nello sportivo l'utilizzo di maggiori percentuali di grassi saturi non comporta di certo problematiche, perché sono il veicolo per mantenere alti livelli di testosterone. Va ricordato che la soglia di 20-25 grammi è raccomandata per veicolare le vitamine liposolubili.

Ora hai le armi cariche, su quale bersaglio puntiamo, capitano? La prima cosa è capire dove vuoi arrivare e in quanto tempo. Ricordo che perdere più di 2/4 chili al mese è totalmente controproducente.

Arriviamo da un metabolismo attivo, che non è in privazione, quindi tirare la cinghia sarà molto più semplice. Dal punto di vista mentale sarà tutto più facile, perché da tempo abbiamo iniziato tutte le pratiche della fase 1, che ci serviranno anche nella fase 2.

Ricordiamo che la strategia più proficua per perdere grasso è non riacquistarlo mai più avendo già inconsciamente introdotto tutto il resto. Seguire fasi ipocaloriche ciclizzate da normocaloriche in "refeed" di carboidrati per stimolare maggiormente la leptina.

Considerazioni finali: hai iniziato questo nuovo metodo, che ti ha portato finalmente a un equilibrio alimentare, hai imparato a prenderti il giusto tempo per cucinare, fare la spesa, goderti ciò che stai mangiando, hai aumentato le calorie inserendo solo ciò che potevi mangiare e ampliato l'effetto termogenico del cibo, aumentando il tuo metabolismo basale con esercizio fisico mirato che ne ha giovato. Bene, ora inizierà la seconda fase.

L'errore più grosso è iniziare subito da qui e non dare tempo al corpo di armarsi di tutte le strategie dette in precedenza. So molto bene che mi sto ripetendo, ma sarei tentato di scriverlo ancora, per quante volte ho visto sbagliare in questa fase.

Quello che dobbiamo fare è calcolare il nostro dispendio calorico non avendo un coach che può fare tutto questo con la sua esperienza, e aggiungere tutta l'attività fisica che facciamo più il "neat" giornaliero, cioè tutta l'attività motoria che compiamo senza fare esercizio fisico specifico.

Calcolare le chilocalorie che stiamo mangiando ci farà rendere conto; se abbiamo veramente seguito la fase 1 da manuale non avremo questo sbalzo calorico che credevamo.

Passo 1: evitare tutti i latticini, gli zuccheri semplici, anche quelli consentiti nella fase 1. Questi ultimi possono avere un senso in alcuni soggetti che arrivano da percorsi difficili, nei quali possiamo tenerli in minime dosi anche a cavallo del "work-out".

Nella maggioranza dei casi dobbiamo iniziare a preparare il corpo a uno stato di privazione che comunque deve arrivare; per farlo useremo tutte le armi a nostra disposizione.

Avere carboidrati a basso indice glicemico ci aiuterà ad aumentare la fatica e le calorie usate dal corpo per assimilare gli alimenti. Fai 5 pasti giornalieri, 3 principali e 2 spuntini, più eventualmente un piccolissimo post "work-out".

Passo 2: cambiare la proporzione dei macronutrienti mantenendo le chilocalorie costanti in modo settimanale, così da avere giorni alti, giorni medi, e giorni bassi di carboidrati. Le calorie debbono rimanere come nella fase uno, avendo molta più dimestichezza nel calcolare i macro.

Suddividere i carboidrati così da avere una ciclizzazione su 3 giorni. Aumentare le proteine, mantenere le chilocalorie restanti su grassi di tipo insaturo all'80% e saturi al 20%.

Passo 3: aumentare l'apporto idrico e bere anche 4 o 5 litri di acqua al giorno. Aumentando le proteine si ha l'aumento dei chetoni, sostanze di scarto. Per eliminare in modo più proficuo tali sostanze, bere di più aiuterà la loro espulsione, senza che i tuoi reni siano affaticati.

Passo 4: cercate di avere tutti e tre i macronutrienti in tutti i pasti. Capisco che esistano diete dissociate e talvolta le uso in particolari situazioni, ma ripeto, qui non vi ho davanti uno per uno, e devo dare la soluzione più proficua.

Consuma 5 pasti giornalieri come se fossero 5 giorni a sé stanti nella ripartizione dei macronutrienti.

Passo 5: cambia le proporzioni dei macronutrienti in relazione al rapporto carboidrati/proteine, riducendo i primi, non scaricando i grassi. A questo punto dobbiamo cominciare a ridurre i carboidrati di un 20% a settimana, aumentando quindi il livello delle proteine sulla loro quantità.

Diminuendo i carboidrati avremo a poco a poco meno riserve di glicogeno che ci obbligheranno, secondo il nostro giusto allenamento, a usare grasso come energia, a liberare acidi grassi e a dimagrire.

Passo 6: cambiate ancora le proporzioni tra grassi e carboidrati, abbassando i primi a favore dei secondi, che però non si alzeranno (in questa fase avrete il maggior sbalzo calorico).

Fate ogni 3 settimane, una a basso contenuto di grassi, dove inserirete i "cheat meal" che in questa fase saranno più radi. Poi, finita la settimana, tornate alla fase 6.

Passo 7: a questo punto determinate i giorni in cui non ci si allena, dove si attuano delle ricariche più o meno grandi a seconda di quanto stiamo calando e di quanti carboidrati abbiamo. Nei giorni di ricarica si abbassano proteine e grassi e si evitano le fibre, così come ogni allenamento.

Non ci alleniamo per capire di che dose di carboidrati abbiamo bisogno per riempire le scorte e per essere più efficienti possibile. Per la medesima ragione non usiamo grassi e fibre e abbassiamo le proteine.

In questi "refeed" dovremo al massimo andare in normocalorica, ma capita abbassando i grassi che continuiamo a essere comunque in una leggera ipocalorica. Non allenandoci, questa paradossalmente è la fase più dura. Si aumenterà il senso di fame.

Consiglio più pasti possibili e carboidrati a basso indice glicemico evitando come la peste il fruttosio.

Piccolo riassunto:

- mangiare a volontà cibi sani (fare una vera e propria lista di ciò che possiamo prendere dei 3 macro in maniera continuativa, ogni tanto mettere qualcosa extra, ma pianificare bene);

- imparare a nutrirsi (capire come dividere ogni singola giornata non in base alla dieta, ma in base alle nostre esigenze);

- Imparare il senso di appetito e non fame nervosa (se si avrà fatto un buon frazionamento a lungo termine non si soffrirà più di fame);

- imparare il senso di pienezza (non "sto male, ho mangiato troppo");

- calcolare il metabolismo;

- avere maggiore dimestichezza con i macronutrienti;

- imparare a essere analitici, ma non schiavi dei numeri, sapendo che sarà una lunga maratona che però non ci farà mai più fare passi indietro. Ogni casella del gioco che lasciamo non la vedremo mai più.

La mia convinzione all'inizio di questa stesura era ed è tuttora la voglia di farti rimanere magro a seconda di quanti muscoli tu voglia avere per tutta la tua vita, attraverso un sistema completamente nuovo, innovativo e diverso da ciò che conosci, senza però stravolgerti la vita e scrivendo con cognizione di causa di tutti problemi e del poco tempo a disposizione che abbiamo tutti, me compreso.

Nonostante tutti ti dicano che non si possa fare. Nonostante sia sempre stato così e tu abbia già fallito. Nonostante si dicano cose diverse. Nonostante gli amici non credano in te e nonostante tu non creda più molto in te stesso. Ti meriti tutto questo ed è tuo preciso onere essere la tua miglior versione.

Ti ricordo che nessun aiuto è in arrivo. Sei tu che devi fare il primo passo e farti aiutare, permettermi di prenderti per mano e condurti con garanzie verso situazioni più favorevoli.

Più avanti ti metterò in guardia su tutto ciò che potrebbe andare storto, affinché tu chiuda questo libro consapevole di essere una persona nuova.

Proprio per questo ti voglio donare poche semplici regole di utilizzo, che dovrai sempre tenere a mente, scriverle se vuoi e condividerle con quante più persone possibili.

1. Pesati 1 volta al mese.
Non essere tentato di pesarti più volte la settimana, ti scongiuro. Il corpo reagisce con sbalzi di acqua che fanno schizzare la bilancia, ma di certo non perdi grasso in una notte.

2. All'inizio togli i grassi.
Tutti i cibi idrogenati devono diventare un veleno al quale tu non devi sottostare più.

3. Non usare cibi che non puoi cucinare.
Mi raccomando, questa cosa sarà la più difficile, ma credo fortemente in te.

4. Non saltare i pasti.

Non ascoltare chiunque ti dica queste stupidaggini, se servisse ti assicuro lo avrei scritto in queste pagine.

5. Rileggi il punto 4.

Mi raccomando.

6. Fai esercizio.

Non ammazzarti di fatica, ma prendi tutto il bello di questa cosa.

7. Fai un giusto esercizio.

Se hai preso coscienza della nutrizione non fare le cose a metà, fallo anche con il tuo "work-out".

8. Fissa obiettivi specifici, misurabili, dichiarati, segmentabili.

Questa cosa mette paura, ma ti assicuro che una volta fatto segnerà il punto della vittoria contro ciò che è andato storto in passato.

9. Non perdere tempo ulteriore e chiedi aiuto.

Una volta chiuso il libro, se penserai di non essere in grado di camminare con le tue gambe, chiedi aiuto e lasciati guidare nella mia community, affinché poi attraverso un binario efficiente ed efficace con garanzia continua tu venga preso per mano e condotto verso il tuo sogno.

10. *Fatti guidare da chi ha già ottenuto dei risultati e li ha tutti i giorni in maniera pubblica.*

Non affidarti a nessuno che non può dimostrarti:

- prima: con testimonianze e video di studenti;

- durante: con queste persone in carne e ossa, non sterili foto di persone che non hanno nulla in comune con te, che hanno deciso di dedicarsi e si possono permettere di andare 7 giorni su 7 in sala pesi;

- dopo: attraverso una garanzia soddisfatto o rimborsato, che ti dia la massima tranquillità nel percorso da effettuare e ti giustifichi lo scetticismo iniziale.

11. *Ogni giorno un passo avanti e mai uno indietro.*

Anche se hai fallito più volte, ogni giorno segna un nuovo te che nasce.

12. Devi convincerti di meritarlo, gli altri non hanno risultati, ma tu non sei uno di loro.

Tu meriti solo il meglio, smetti di sentirti in colpa nel desiderare di più, circondati di persone che la pensano come te e gioiscano delle tue soddisfazioni.

Quali sono i segnali che ci stanno dicendo che non stiamo migliorando? Voglio essere molto sincero con te, sai molto bene quanto non abbia mai avuto e mai avrò peli sulla lingua.

Se seguirai pedissequamente, con i giusti tempi, entrambe le fasi, sia la numero 1 sia la numero 2, non avrai mai tutti questi fattori insieme che potranno remare contro di te.

Non dando al corpo il giusto tempo per evidenziare i progressi di tutti gli step potresti incorrere in segnali dati dal tuo corpo, che ti faranno pensare che qualcosa stia andando per il verso sbagliato.

Spesso per la vita frenetica che conseguiamo non riusciamo a guardarci analiticamente allo specchio, oppure ancora meglio ad avere una visione esterna proprio di chi è scevro di compromessi nei nostri confronti e quindi dobbiamo fare caso a queste situazioni.

Dico subito che non sto parlando di sovrallenamento o cortisolo alto. Di norma ciò che ho appena scritto qui sopra è portato da una de-nutrizione oppure da una de-supplementazione.

Questi segnali sono:
- eccessiva stanchezza
- sonno non regolare
- poca motivazione
- ogni giorno più deboli e spossati
- allenamenti e nutrizione non goduti fino in fondo
- dolori allo stomaco e inappetenza.

Tutti questi segnali non acuti ma cronici sono indice che qualcosa è andato storto e che non stiamo facendo tutto a dovere. Ti ricordo che non devi lasciarti andare a pensare che sarà facile e semplice e che ci vorrà poco tempo, ma continuo ad assicurarti che ci riuscirai, senza tornare indietro di un solo passo sulla tua condizione.

Abbiamo visto insieme le 10 fasi racchiuse nella fase 1 e nella fase 2 e tutto ciò che non devi fare se desideri che queste due situazioni ti portino alla tua miglior forma.

Il tuo problema era quello di non riuscire mai a perdere peso senza dover sottostare a inutili momenti di effetti yo-yo, nonostante i tuoi sforzi prolungati. Solamente io, che ho provato sulla mia pelle la difficoltà di mettere tutto me stesso nel percorso senza avere nessun risultato, potevo dirti come affrontarlo.

Ecco cosa accadrà se non rispetterai le due fasi, ricordandoti ancora una volta che la prima fase apparentemente più facile è quella che getterà le fondamenta indissolubili del tuo successo.

Attento, però, nulla è ancora scritto nella pietra e ci sono altre situazioni e credenze che ho il dovere di smontarti, solamente per il tuo bene, come mi sarebbe piaciuto che qualcuno avesse fatto per me.

- Continuerai a perdurare nella fase peggiore di fare un passo avanti e uno indietro, non capendo cosa stia andando storto.

- Metterai troppo sotto stress il tuo organismo, facendo affidamento solo sulla tua motivazione, e per quanto questo sia molto bello da parte tua, non vi potrai riuscire se non prenderai in considerazione di eseguire tutto al 100%.

- Ciò che succederà è che dovrai ripetere tutto daccapo fino a che ti accorgerai di aver perso troppo tempo.

Quel che devi fare è pianificare in questo momento quanti chili tu vuoi perdere, in quanto tempo, e ripeterti in modo positivo il risultato, provando a chiudere gli occhi e a proiettarti già con tutti i tuoi sensi nella tua nuova condizione.

Attenzione! Arrivato sin qui hai scoperto la miriade di circostanze che ti stavano impedendo di arrivare al tuo obiettivo. Hai notato che esistevano troppe situazioni fumose dalle quali nessuno ti aveva messo in guardia.

Vorrei essere franco e dirti che è tutto finito ma ora sei in grado di leggere ciò che ti sto per rivelare. È mio onere e mia responsabilità svelarti alcuni segreti per i quali non potrai mai e poi mai perdere grasso e tonificare il tuo corpo.

Solamente ora ti rendo manifeste tali cose perché nel corso di queste pagine hai dovuto affrontare un percorso che ti ha fatto maturare scoprendo molteplici situazioni poco chiare.

Sono sicuro che arrivato fin qui tu sia prontissimo a dare un colpo netto alla tua vita e capire che da sole tutte queste informazioni non bastano e che devi dirottare tutte le tue emozioni e il tuo tempo su un percorso diverso.

Tieniti forte, perché ciò che ti sto per scrivere sono sicuro che non te lo ha mai detto nessuno.

Se una volta che avrai preso a seguire queste mie direttive farai comunque fatica all'inizio a vedere i primi miglioramenti, ti voglio subito donare un ulteriore paracadute di sicurezza.

Ecco tre cause che potrebbero limitarti nella tua trasformazione. Capiremo purtroppo anche chi te le ha procurate.

- *Gestione non adeguata dei macronutrienti.*
Proteine, grassi e carboidrati sono i tre macronutrienti che apportano calorie, e di norma il corpo sa utilizzare e liberare acidi

grassi durante il riposo, mentre è capace di impiegare il glucosio a scopo energetico durante il movimento intenso.

Per troppi balzi yo-yo e diete da fame sei in questa situazione ma tranquillo, sarà solamente qualche settimana in più di programma a distanziarti dal tuo obiettivo.

- *Cattiva tolleranza ai carboidrati.*
L'utilizzo del glicogeno, un polisaccaride che viene sfruttato dal corpo prevalentemente in questa situazione a livello muscolare, non è impiegato in maniera corretta e quindi il corpo sarà meno ricettivo a questo carboidrato, quindi più tentato di mettere acqua sottocutanea.

Purtroppo tutto è stato dato da anni di alimentazioni non corrette e allenamenti completamente inadeguati rispetto alla propria condizione.

- *Meccanismi di protezione del nostro corpo.*
Tu stesso non vuoi che il tuo organismo dimagrisca. Se hai dovuto sottostare a livelli di stress troppo elevati, tagli calorici eccessivi senza senso, il tutto condito da una tempistica troppo

lunga, hai letteralmente allenato il tuo corpo a tua insaputa a perdere le facoltà di consumare grasso.

Sta succedendo addirittura che il tuo corpo nonostante tutto ti stia impedendo di perdere grasso e tonificare. Nei casi più gravi possiamo avere situazioni diametralmente opposte.

L'unica cosa da fare qui è seguire il protocollo alla lettera e attuare delle opportune fasi di calo dell'allenamento così da preparare il corpo a saper utilizzare al meglio i macronutrienti.

Tolte queste tre situazioni limite che comunque dovevano essere sottoposte alla tua attenzione, ti assicuro e ti certifico che riuscirai a perdere grasso senza fare diete da fame e senza più smarrire la bussola.

Se vuoi non solo conoscere il mio metodo nell'intimo ma apprendere tutti i passaggi storici che ti hanno portato a dover sottostare a regole non scritte, che hanno sentenziato il tuo fallimento, visita questo link:
https://filipporispoli.com/fitness-illusion/.

Immagino tu voglia sapere di più sulle mie testimonianze, 300 persone desiderano parlarti:

https://filipporispoli.com/testimonianze/

Domande e risposte

Sappiamo tutti molto bene quanto le proteine siano importanti ed è totalmente inutile che io ripeta postulati più che ovvi. Esistono però casistiche dove se le fasi 1 e 2 non sono state seguite in maniera corretta, questi macronutrienti possono giocare un ruolo nemico nei nostri confronti. Tranquillo, stai per capire di quali fasi sto parlando.

Troppe proteine possono fare male? Troppe proteine servono? Abbiamo visto molto bene, nei capitoli precedenti, che stiamo prendendo coscienza di noi stessi e impariamo finalmente ad alimentarci secondo metodo e raziocinio.

In quella fase le proteine non saranno molto alte, ma senza fare troppi calcoli avremo uno standard di mantenimento della massa muscolare. Indicativamente 1/1.5 per chilo corporeo, questa fase è fondamentale perché…

Supponiamo di non eseguire scrupolosamente la fase 1 e non imparare a compiere tutti i giusti passi seguendo lo schema: ci troveremo a non saperci nutrire e seguiremo l'unica via dell'"almeno mangio proteico", ma ovviamente non compiendo le azioni con metodo ci sorprenderemo a mangiare troppe calorie e troppi pasti non secondo lo schema del "mangia quando hai fame", ma "mangia perché credi vada bene".

Ovviamente tanto io quanto chiunque abbia ben chiara la materia e avvalori questo con risultati oggettivi sappiamo molto bene che si deve mangiare molto e spesso, a patto che tutto fili secondo obiettivo.

Capita spesso che troppe chilocalorie immotivate, ma giustificate dallo stress, vengano assunte con fiumi proteici dietro con il solo scopo di avvalorare il fatto di aumentare di grasso.

Voglio dirti che mangiare troppe proteine fa ingrassare? Ovviamente non in maniera diretta, ma proteggendoti dal fare errori, ti dico che tutto deve essere preso in considerazione nel modo e nei tempi giusti.

Perché pongo il focus sulle proteine e non sugli altri due macro? Semplice, perché laddove non si abbia ben eseguita la fase 1, ancora si è in balia di noi stessi e si mangia per compulsività e stress, quindi non certo proteine magre, ma alimenti che vanno a compensare la nostra voglia di dopamina.

La soluzione primaria è almeno quella di non sovraccaricare con gli alimenti proteici e in seconda fase ricominciare daccapo con la fase 1.

Ma quanto fanno male le proteine? E soprattutto, è vero che le proteine fanno male? Quante volte chi ti sta accanto, gli amici oppure i conoscenti, hanno sentenziato dall'alto dei loro studi scientifici che le proteine fanno male ai reni e al fegato? "Attento, ti stai uccidendo" recitava l'amico secco ed emaciato, visibilmente fuori forma.

Sono onesto, io credo fermamente che il giorno in cui esseri diversi dai terrestri arriveranno sulla Terra se ne andranno a gambe levate per la discrepanza tra ciò che è reale e le stupidaggini che ogni giorno ci raccontiamo su qualsiasi argomento.

Bene, lascia che sia io a ribadirlo a gran voce qui. Basta! Onestamente non se ne può più. Gran parte del mio settore lavora grazie all'ignoranza altrui, questo è vero, ma a tutto c'è un limite.

Spesso gioco con le persone e chiedo in modo semplice questa situazione. Ovviamente non è colpa tua se credi questo, ma di coloro che ti obbligano a sottostare a dogmi inutili.

Ma se mangi troppi carboidrati che succede? Loro entusiasti sentenziano: "ti arriva il diabete". Se mangi troppi grassi? "Eh, occhio al colesterolo". Se mangi troppe proteine? A distanza di anni, con Google a disposizione, nessuno mi ha ancora risposto.

Alcuni incominciano a dire che fanno male ai reni, fanno male al fegato, ma nessuno sentenzia una malattia. Non sono stupido, so bene che per incoerenza generale ma nello stesso tempo per fedeltà a una coerenza propria, queste persone sono lungi dal cambiare la retta via.

Tralasciando questi discorsi, da sempre si associa l'assunzione di proteine a problemi ai reni o al fegato.

Nei soggetti sani questa correlazione non è mai stata dimostrata. Esistevano altre patologie, le quali erano direttamente causate da un'assunzione proteica elevata, ma negli anni sempre più distante è la letteratura in merito.

È logico che il medico, in una posizione di cautela, consiglierà sempre di evitare di assumere qualcosa di cui non si ha bisogno. Si deve capire che non è compito del medico di base, non gliene importa proprio nulla che noi siamo condizionati, magri e belli, mi spiace dirlo ma è così.

Lui giustamente fa il suo lavoro e ben vengano esperti di settore del genere, ma a ogni domanda deve esserci una risposta specifica. Ovviamente lungi da me parlare, se il soggetto soffre già di situazioni limite.

Non ti sto dicendo che il tuo medico sia un incompetente, bensì che non è lo specialista al quale rivolgere domande di questo tipo. Continua a farti supportare per ogni tua evenienza e arginare con la tua testa o chiedere a esperti specifici, nel caso tu voglia migliorare la tua composizione corporea e perdere grasso.

Il dibattito nasce perché le vecchie generazioni vedevano nel medico di base, ottimo per altri tipi di situazioni e sacrosanto, non fraintendermi, un vero e proprio *deus* capace di vita e di morte. Tutto questo è figlio di anni passati e di ignoranza comune su tanti aspetti, che però ancora di tanto in tanto fanno capolino.

Cosa potrebbe andare storto? Hai avuto un sacco di informazioni, di strumenti, di analogie per arrivare al tuo risultato tanto agognato. Però qualcosa potrebbe non andare bene.

Di norma, quando inizi un nuovo percorso esistono delle fasi standard ed è giusto che io te le illustri; così come le stagioni sono quattro e come per le stagioni adottiamo un diverso modo di vestirci e comportarci, anche in queste fasi, conoscendo all'inizio tutte le varabili, avremo un vantaggio competitivo verso noi stessi.

Lascia che ti enunci questa situazione che è veramente poco compresa, ma cambierà finalmente il modo che hai di vedere le cose. Immagino che nessuno finora te ne abbia parlato.

La prima fase è quella della luna di miele. Tutto ci sembra bello, nuovo, fantastico. Abbiamo cambiato le nostre credenze, questo ci ha dato convinzioni che immaginavamo di non avere e ci ha portato aspettative assurde, che ci hanno fornito la carica di fare cose che da tempo ci risultavano impossibili.

La routine… Come dice la parola, tutt'altro che performante, crediamo di aver capito già molto e troviamo poco stimolo nell'andare avanti. Come fare a contrastare questa fase?

In verità lo avremmo dovuto fare all'inizio, andando a coadiuvare lo scopo con la nostra vera identità, solo in questo modo la routine sarà veramente ciò che volevamo e vivremo un periodo stupendo.

A questo punto capiamo sul serio ciò che fa la vera differenza, la fase 80/20. Qui i casi posso essere due, troviamo il fatto molto interessante e capiamo che con relativo sforzo riusciamo ad andare dove vogliamo, muovendo solo i fili giusti.

Può accadere di trovare questo lido poco romantico e avere aspettative sbagliate, che tutto sia molto difficile mentre di solito eravamo noi che trovavamo tutto troppo duro. Non lo era veramente.

Per contrastare questa fase di tradimento verso le nostre aspettative dobbiamo già all'inizio capire il vero motivo per cui vogliamo intraprendere questo percorso e ascoltare il nostro corpo, che si immedesimerà nelle sensazioni, le farà proprie e così scoprire se sono veramente in linea con i nostri valori.

Succede spesso che si arrivi al top, ma non ci si senta al top, e questo è veramente molto stressante.

L'ultima fase è quella della crisi. Ovviamente si possono avere due modi di vedere le cose. Il primo è ovviamente il più brutto, la vera rovina, la disfatta, la catastrofe. Qualcosa è andato storto, come sempre avverrà e come la matematica ci insegna, quindi ci sentiremo sconfitti e arrabbiati con noi stessi per aver solo pensato di potercela fare.

Il secondo invece presuppone che cambiare e decidere di nuovo un percorso, magari parallelo, magari diverso, magari simile, è solamente un nuovo mondo e solamente una nuova nascita.

Semplicemente basta recidere parte delle nostre credenze e portare avanti un nuovo progetto, o semplicemente rialzarsi sapendo già in anticipo che questa fase era molto probabile avvenisse.

Ci credi veramente forte? O pensi di non potercela fare? Per guarire da malattie gravi, quali sono i disturbi alimentari, bisogna capire che non è solo una questione di volontà: non è un'azione che si compie con uno schiocco di dita, solo con le proprie forze, ma bisogna accettare di chiedere aiuto ed essere guidati, sostenuti.

Bisogna accettare di far cadere le proprie corazze (maschere), di liberarsi delle protezioni, che sono zavorre pesanti, ma pur sempre rassicuranti (so benissimo in prima persona quanto tutto quello che sto scrivendo sia difficile da attuare, perché l'ho fatto con tanta sofferenza, ma mi ha portato benefici incommensurabili).

Si deve essere onesti con se stessi fino in fondo e capire quando stai dicendo davvero la verità a te stesso e di conseguenza a chi ti guida.

Bisogna voler guarire davvero e comprendere che non è un compromesso, che non si tiene niente del marcio di prima, di quelle menzogne, di quegli scudi, di quei giochini e di quei controlli su di noi e sugli altri.

È necessario capire che il cibo e il corpo sono un sintomo, ma si passa anche dal lavorare su quelli, per ridare valore a essi in quanto tali e non in quanto comunicazione, punizione, sfogo, controllo, prigione, ossessione. Bisogna imparare a mangiare di nuovo, a volersi bene forse per la prima volta.

Bisogna assumersi la responsabilità verso sé stessi, fino in fondo, accettare di prendere il largo. Accettare di vivere i sentimenti dolorosi, ma godere anche delle emozioni positive, delle felicità, prendersi gli abbracci, i regali, pensare che ce lo meritiamo anche senza dare nulla in cambio, semplicemente perché siamo noi e possiamo essere amati così come siamo.

Per guarire è importante accettare che alcune realtà che ci hanno fatto male possano essere diverse da come le hanno vissute gli altri, ma noi dobbiamo fare i conti con il nostro sentire, con la nostra percezione delle cose, quella che ci ha deluso, traumatizzato, ferito.

Bisogna accogliere il cambiamento, nostro e degli altri, e accettare che gli altri non li controlliamo, non dobbiamo, non possiamo e non serve. Che gli altri sono specchio di noi. Che gli altri ci possono lasciare, tradire, possono scusarsi, tornare, non capire, aiutarci, che sono liberi di starci a fianco e noi di decidere da chi essere affiancati.

Ma soprattutto, per guarire, bisogna credere che è davvero possibile farlo, che non è una speranza lasciata al caso, al destino o alle preghiere, perché tutto quello di cui abbiamo bisogno sta in noi stessi e nel nostro percorso di cura.

Le risposte le sappiamo dare noi a noi stessi, la forza è in noi e siamo noi la compagnia che ci starà accanto tutta la vita, solo che fino a questo punto siamo stati soffocati dal dolore, ognuno per i suoi motivi, e non abbiamo ancora gli strumenti per decifrare quella matassa aggrovigliata di vita alle spalle, di credenze, di pensieri, di paure, di schemi.

Per guarire bisogna affidarsi a professionisti esperti e anche a chi è guarito e dice che ce la si può fare.

Compararsi: di norma le persone sono dotate di un morbo che le attanaglia in ogni situazione, che però, invece di stimolarle, le fa stare immobili nella loro casella per la difficoltà dell'impresa. Tu sai bene di cosa parlo. Ti paragoni sempre a qualcun altro.

Ti ricordo che va benissimo prendere ad esempio persone o situazioni che agiscano come potenziale per la riuscita del nostro obiettivo, ma compararsi in maniera statica non va mai bene.

Troverai sempre persone più grandi, più piccole, meglio di te, peggio di te, più grosse, più definite, più muscolose. La sindrome dell'"avercelo più lungo" non funziona mai. Come fare allora a potenziarci sulla base di un confronto?

Devi semplicemente paragonarti a te stesso all'inizio del percorso, rispetto all'anno precedente, al mese scorso e così via, prendere quindi sempre ad esempio solo te stesso. Ti ricordo che non dobbiamo diventare qualcun altro, bensì la nostra migliore versione.

Leggi e rileggi queste parole, capirai subito che tutto sarà più alla tua portata e comunque tieni a mente tutti i tuoi idoli e ciò che realmente ha fatto scattare in te la passione, ma prendendo ad esempio sempre la tua persona.

Come capire se sei veramente in un percorso che abbia delle caratteristiche uniche, che ti porteranno a un risultato in poco tempo, garantito, senza paura di ricadere in errore?

Perché smettere subito di fare diete e concentrarsi sul metodo Dinamikcal, scegliere solo i cibi consentiti, fare sempre la spesa e cucinare, no cibi pronti, aumentare le chilocalorie in maniera indiretta per aumentare "neat", dare pianerottoli con "cheat", non guardare la bilancia, ciclizzare poi verso il basso?

La vera grande idea è insegnare al nostro corpo a nutrirsi veramente affinché non sia in una ruota immaginaria del criceto, che lo porti più e più volte a sgarrare e tornare indietro. Ecco ciò che voglio veramente farti capire.

Il mio intento non è mai stato quello di giudicarti senza che tu ti senta compreso fino in fondo, il mio desiderio è quello di farti capire che si può fare, con esempi concreti e dicendo le stesse cose che ho detto a tutte queste persone che vedi nel testo.

A questo punto devi capire che tutto ciò che di sbagliato hai fatto nei mesi e negli anni precedenti lo hai capito, non devi fare altro che spostare tutte le tue energie in un percorso che ti porti con garanzia in modo sicuro e senza farti perdere tempo al risultato desiderato, senza mai più mettere il fitness al centro della tua vita, e senza mai più abbassare il tuo livello di soddisfazione quotidiana.

Che cosa è successo nel corso di queste pagine? Hai capito da subito e hai preso coscienza che la situazione di te stesso, di chi ti sta intorno, di tutte le persone là fuori è costantemente in bilico, e sta scivolando sempre più in una condizione senza via di uscita.

Sei una persona molto attenta a tutto questo e hai subito fatto il giusto ragionamento di pensare cosa comporterebbe per te e per chi ti sta vicino vederti in condizioni fisiche peggiori e continuare a perdurare in uno stato fisico che non ti appartiene. Ecco la parola magica.

Non è tuo, questo stato fisico non è nato con te, è figlio di situazioni che ti sono state pian piano inoculate da piccolo, che hanno plasmato i tuoi modelli di subconscio portandoti ad assimilare poi tutte quelle mezze verità assai fumose e volontariamente complicate, che ti hanno condotto su una strada impossibile da percorrere e che aveva come traguardo il tuo stato fisico odierno.

Qualunque sia la tua condizione e lungi da me giudicarti, perché sai molto bene che anch'io ho dovuto superare mille peripezie anche gravi con il mio corpo, ti voglio chiedere questo.

Hai capito finalmente che i tuoi risultati non sono figli della tua scarsa motivazione ma sono il frutto già disegnato di quei comportamenti sbagliati che ti hanno costretto ad accettare e di quei dogmi ai quali ti hanno fatto sottostare a tua insaputa?

Hai avuto 5 pietre miliari in questo libro che ti hanno portato a 10 passi imprescindibili, da incidere sulla pietra. Voglio assolutamente – non ho scritto vorrei – che smettessi di farti carico delle opinioni degli altri, che pensassi anche solo per una volta che ti meriti tutto questo e che devi smettere di sentirti in colpa nel desiderare finalmente di più.

Per raggiungere tutto questo però esiste un prezzo da pagare che tu non saresti già disposto a soddisfare se non sapessi tu stesso di essere un passo avanti a tutti gli altri solo per aver dimostrato a te stesso di poter arrivare fin qui. Spesso le persone non finiscono ciò che iniziano.

Tu lo hai fatto, e allora allo stesso modo puoi fare tutto ciò che vuoi. Per questo ti voglio dire di fare tutto ciò che è scritto in queste pagine e di percorrere tutti i passaggi con i giusti tempi, investendo molto più tempo nel problema, senza necessariamente partire da subito come un treno per poi dover tornare indietro.

Pensa anche a tutte le soluzioni fallimentari a cui sei ricorso in passato e capisci cosa veramente è andato storto, sapendo che non avevi mai fatto tutto questo prestando così attenzione ai perché delle tue azioni.

Quindi, perché hai letto questo libro? Siamo arrivati alla fine di questa serie di informazioni e vorrei tu capissi questo. Qui ci sono numeri, ci sono dei "must" e tutto quello che devi evitare, ma questo manuale sarà vano e nullo se non ci credi tu. Tu, te stesso e ciò che credi di te faranno la differenza.

Lascia che ti dica ancora solo una cosa: ti racconto una storia. Se vuoi, anche se ci credi o no, attrai le cose e le situazioni oggetto dei tuoi pensieri dominanti. Ora ti chiedi, come devo fare per iniziare? È semplice. Hai tutto scritto e ce l'hai sottomano, ma il 99% di voi ancora avrà gli stessi problemi. Perché?

Visualizzare, parlare, fare azioni, risultati. Per fare questo ci vuole un potenziale, che io ora ti farò attivare.

Sono qui per trasferirti tutto ciò che ho imparato, ma non uno spillo di più per non crearti confusione, né tantomeno una frase di meno per lasciarti con la sete dopo mezzo bicchiere d'acqua, alla fine di una traversata nel deserto. Pensieri = Risultati.

Ora ti chiedi: come faccio a capire se sto pensando bene, in modo adeguato e consono ai miei sogni? Pensa in grande, dona a te stesso emozioni che tu stesso ti fai scaturire in barba agli avvenimenti, in questo stato attrarrai solo grandi cose.

Non sono parole, la medicina dimostra ogni giorno che corpo e anima sono internamente connessi. Fai il passo più lungo della gamba e impara a volare mentre hai già compiuto il salto.

Metti passione in ciò che compi e vivi con la pressione necessaria a darti quel poco di timore che ti tenga incollato alla tua visione giorno dopo giorno.

Fai del tuo corpo lo scrigno dei tuoi obiettivi, fallo ora, fallo adesso. Sei solo tu che puoi farlo, hai tutto sottomano, accendi solo la macchina e fa sì che il mio aiuto nei tuoi confronti abbia un senso: a questo punto parte tutto da te.

Se vuoi non solo conoscere il mio metodo nell'intimo ma soprattutto conoscere tutti i passaggi storici che ti hanno portato a dover sottostare a regole non scritte, che hanno sentenziato il tuo fallimento, visita questo link:
https://filipporispoli.com/fitness-illusion/.

Conclusione

Eccoci qui alla fine di questo percorso. So molto bene che non è stato facile ripercorrere ancora una volta tutte quelle situazioni che ti hanno limitato in questi anni, che ti hanno tenuto lontano anni luce da tutto quello che era un porto sicuro e un binario stabile.

Come ti ho promesso all'inizio avrai dato un nome e un cognome a ogni situazione, ma sono sicuro che tu abbia tenuto fede alla promessa di non incolpare nessuno, anche se sarebbe umano farlo, e di prendere invece di petto la tua condizione per farne una tua precisa responsabilità.

Ora hai due scelte. Continuare a perdurare nell'errore, continuare a credere a chi ti ha fatto promesse che non si sono avverate, ma come abbiamo già detto in questo momento tu sai che binario stai seguendo e sai molto bene dove porterà.

Oppure capire che nessuno ti aveva mai detto nulla a riguardo e farti prendere per mano in un percorso che ti ha spianato la strada e ti ha dimostrato tutto ciò che c'è di sbagliato, ma che soprattutto ti ha mostrato 10 passi fondamentali per il tuo dimagrimento. Aiutami ad aiutarti, entra nel gruppo chiuso su Facebook.

Posso contare su di te, vero? Fai un passo avanti, mi troverai pronto a condurti per mano verso il tuo obiettivo.

"Fitness illusion":

https://www.facebook.com/groups/1107311642991227/.

Per ogni domanda che ti fosse venuta in mente ho preparato per te centinaia di:
- articoli
- podcast
- video
- testimonianze
- ebook gratuiti e tanto altro.

Vieni a scoprire tutto sul mio sito: www.filipporispoli.com.

A prestissimo…

Grazie mille di questa chiacchierata informale che abbiamo svolto assieme!

Un abbraccio!

Dottor Filippo Rispoli